健康中国2030

热点问题专家谈

国家卫生计生委宣传司　编

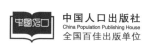

中国人口出版社
China Population Publishing House
全国百佳出版单位

图书在版编目（CIP）数据

健康中国2030热点问题专家谈/国家卫生计生委宣传司编. —北京：中国人口出版社，2016.10

ISBN 978 - 7 - 5101 - 4756 - 2

Ⅰ. ①健…　Ⅱ. ①国…　Ⅲ. ①疾病 - 预防（卫生）- 问题解答　Ⅳ. ①R4 - 44

中国版本图书馆 CIP 数据核字（2016）第 253477 号

健康中国 2030 热点问题专家谈

国家卫生计生委宣传司　编

出 版 发 行	中国人口出版社	
印　　　刷	北京和谐彩色印刷有限公司	
开　　　本	787 毫米 × 1092 毫米　1/16	
印　　　张	13.75	
字　　　数	200 千字	
版　　　次	2016 年 10 月第 1 版	
印　　　次	2016 年 10 月第 1 次印刷	
书　　　号	ISBN 978 - 7 - 5101 - 4756 - 2	
定　　　价	40.00 元	

出 版 人	邱　立
网　　址	www.rkcbs.net
电 子 信 箱	rkcbs@126.com
总编室电话	（010）83519392
发行部电话	（010）83530809
传　　真	（010）83519401
地　　址	北京市西城区广安门南街 80 号中加大厦
邮　　编	100054

前 言

　　健康是促进人的全面发展的必然要求，是经济社会发展的基础条件。实现国民健康长寿，是国家富强、民族振兴的重要标志，也是全国各族人民的共同愿望。推进健康中国建设，是全面建成小康社会、基本实现社会主义现代化的重要基础，是全面提升中华民族健康素质、实现人民健康与经济社会协调发展的国家战略，是积极参与全球健康治理、履行2030年可持续发展议程国际承诺的重大举措。

　　2016年8月19日至20日全国卫生与健康大会召开，习近平总书记在会上发表重要讲话，从战略和全局高度对建设健康中国等重大任务作了深刻阐述，强调"没有全民健康，就没有全面小康"。8月26日，中共中央政治局审议通过了《"健康中国2030"规划纲要》（以下简称《纲要》），10月25日，中共中央、国务院正式予以发布。《纲要》明确了今后15年健康中国建设的总体战略，要坚持以人民为中心的发展思想，牢固树立和贯彻落实创新、协调、绿色、开放、共享的发展理念，坚持以基层为重点，以改革创新为动力，预防为主，中西医并重，将健康融入所有政策，人民共建共享的卫生与健康工作方针，坚持以人民健康为中心，站在大健康、大卫生的高度，提出了普及健康生活、优化健康服务、完善健康保障、建设健康环境、发展健康产业等五个方面的战略任务。

根据国家卫生计生委党组的要求，宣传司会同规划司等有关单位组织专家，围绕关于"健康中国2030"社会关注、百姓关切的热点问题进行重点解读，形成《健康中国2030热点问题专家谈》。本书从专家的视角，深入浅出地帮助我们更加深刻地理解健康中国建设的战略意义，把握把健康融入所有政策的方法途径、指导有效落实健康中国建设的任务，旨在引导社会各界把人民健康放在优先发展的战略地位，全面落实全国卫生与健康大会精神，不断为实现"两个一百年"奋斗目标、实现中华民族伟大复兴的中国梦打下坚实健康基础。

国家卫生计生委宣传司

2016 年 10 月

目　录

1

推进健康中国　助力民族复兴

王陇德

王陇德，中国工程院院士，中华预防医学会会长，第十二届全国人大常委、教科文卫委员会副主任委员。原卫生部党组副书记、副部长。兼任国家卫生计生委疾病预防控制专家委员会主任委员、脑卒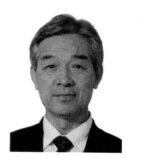中筛查与防治工程委员会副主任、科技创新战略顾问等职。他长期在公共卫生领域从事行政管理、流行病学和公众健康促进专业研究工作。提出并领导组建了全国医疗机构传染病和突发公共卫生事件网络直报系统；研究提出了以控制传染源为主的血吸虫病控制新策略；提出并组织实施了全国"脑卒中筛查与防治工程"。在《新英格兰医学杂志》等国内外学术期刊发表论文百余篇，主编多部专著。曾获国家科技进步二等奖、联合国艾滋病规划署"应对艾滋病杰出领导和持续贡献奖"、世界卫生组织结核病控制"高川奖"和世界卫生组织"世界无烟日奖"等奖项。

社会是发展而不断变化的：最早的卫生服务就是治疗疾病，围绕怎样把病治好；后来发现有些疾病是可以先预防的，从而使人不会患上某些疾病，于是发展出预防为主的服务模式；现在人们对生活品质的要求进一步提高，不仅要求没有疾病，还要生活得健康、幸福。因此，国际上已经开始把健康促进作为卫生服务的主要模式。随着新中国成立和改革开放，我国在经济、社会、文化上取得了举世瞩目的发展成就，卫生服务模式也应该与时俱进，实现这样的转变。今天我们把健康中国提升至国家战略的高度，就体现出实现这种转变的决心，也是我们国家不断进步的标志。

什么是健康中国？根据世界卫生组织对健康的定义，健康不仅仅是没有疾病，而且是在身体、心理、社会适应三方面的完满状态。我认为从以下这些方面来描述健康中国的目标是比较贴切的：

第一，一些标志国民健康的指标应该有显著提高，比如传统的国民健康指标，如人均期望寿命、婴幼儿死亡率、孕产妇死亡率，以及新近提出的健康期望寿命等指标，这些指标应该走在世界前列；第二，整体来看，国民的健康素质有大幅度提高，因慢性疾病造成的死亡应该有大幅度下降，儿童和成年人的超重、肥胖率等也要得到有效控制；第三，人群总体上处于健康状态，大部分人不受重大疾病的困扰；第四，在精神和心理方面，人民有较高的幸福感，社会和谐；第五，我们的生活环境指标如空气质量等，要有明显改善。

从现在来看，我们距离这些目标还有很大差距。要弥补这些短板，推进健康中国建设，应该至少在三个维度上做出调整。

首先是健康管理体制的建设。从国家政策方面来讲，要实现健康中国的目标，就需要政府的多个部门联合行动，即"健康入万策"。但直到今天，我们一说到健康，仍然还有很多人认为这仅仅是卫生计生部门的事情，实际上很多健康方面的问题并不是在卫生计生部门内部能够解决的。

例如，一个人的生活和行为方式对其健康和寿命的影响是非常重要的，然而良好的生活习惯要从娃娃抓起，这就需要教育部门把健康生活方式的教育作为主要任务来抓。但目前在教育部门这方面的工作显然还有差距。再如，饮食是影响健康的重要因素，但上班族每天用餐的食堂是由单位管理的，不在卫生计生部门的管理范围之内。现在，单位食堂的膳食结构不合理、高油、高盐的现象普遍存在，长期这样下去慢性疾病的发病率一定会居高不下。

可以看出，要实现健康中国，做到"健康入万策"，需要跨部门、跨领域的协调联动，我们当前的体制上显然还无法满足这样的要求。因此我建议，在爱国卫生运动委员会的基础上，成立国家健康促进委员会，以健康中国来统领和协调各个部门，明确各个部门在健康中国中应该担当的责任，实现"健康入万策"。

其次是人群健康素养的提升。有较高的健康素养是健康中国的题中应有之义。然而我国目前人群的健康素养明显偏低。据调查，在我国具备基本健康素养的人仅占人群的 1/10，大多数人不具备慢性疾病的预防知识，以至于随着人们生活水平的不断提高，我国的高血压、2 型糖尿病、肿瘤等慢性疾病发病率一直在持续攀升。慢性疾病发病率持续攀升，与健康中国目标的距离就会更而要扭转这一局面，就需要不断提高人群的健康素养。

人群具备良好的健康素养和较低的慢性疾病发病率，不仅是建设小康社会的重要人力保障，也是事关民族兴衰的大事。以美国为例，当前美国青少年超重肥胖率已超过 1/3，美国政府开始意识到慢性病问题已经严重威胁到国家兴衰。因此，美国总统奥巴马亲自组建了"应对儿童肥胖问题办公室"，目标是用一代人的时间控制儿童肥胖问题，挽救美国的未来。反观我国，儿童的超重肥胖率正在快速增加，随之而来的是儿童高血压发病率快速上升，这些孩子到了中年时，慢性疾病发病的问题将相当严峻。而就在国际上已经有许多先进国家开始立法对软饮料做出种种限制时，我国的很多家长却还没有意识到软饮料对孩子的健康造成的不良影响。

面向大众的健康知识宣传非常重要，没有正确的健康知识，人们就不能发现和纠正不良的生活习惯和行为。在健康知识传播方面，媒体可以发挥非常巨大的作用。但是就我们目前情况来看，媒体上的健康科普活动基本上是依靠市场来维持的，这样宣传教育的内容就难免受到商业利益的干扰，有时甚至产生误导。在媒体宣传方面，应该由中央和各级政府出资，以政府的名义建立健康教育基金，支持媒体做健康知识的传播工作，向人群传播正确的健康知识。中央财政已经在 2012 年设立了健康教育专项基金，但省、区、市级目前还鲜有类似的政策出台。

第三是卫生服务体系的完善。目前我国在卫生服务水平和公平性方面仍然与健康中国的要求存在较大差距，在基层和偏远地区尤为突出。医疗体制改革作为当前我们实现健康中国的策略和手段之一，已经十分明确要建立分级诊疗制度。但是目前基层的服务水平和条件依然较差，很多时候还不能满足基层群众看病就医的需求，无法承担分级诊疗的重任，其中的差距不是一个文件就能解决的。

要建立较为完善的基层卫生服务体系，人是很重要的因素。我国基层医疗卫生机构绝大多数是公立的，医生的自由流动性很差，多点执业难以落实。在基层医疗卫生机构的激励制度设计上也不甚合理，基层实行收支两条线管理，很难调动基层医务人员积极性。这方面我们可以向国外做得好的国家学习和借鉴。国际上较为成功的做法是，基层医疗卫生机构大多数由医生个体或者医生联合体组成，但由政府为基本医疗卫生服务付费。政府在"买单"的过程中对这些私立医疗卫生机构进行考核，确保它们完成分内的基本医疗和公共卫生服务的数量和质量。英国、日本等基层医疗卫生服务体系较完善的国家基本上都采用了这种模式。所以，我国医改应从现存的主要问题入手，从制度上和体制上进行研究，找到我们的差距在什么地方，然后着力进行改造和完善。

2

人民共建共享"大健康"

刘德培

刘德培，1950 年 5 月出生，安徽阜南人，博士，博士生导师，院士。主要从事基因调控、基因治疗与心血管疾病发病机制研究。先后承担国家杰出青年科学基金，国家自然科学基金重大、重点项目、国家 863 重点项目等，国家自然科学基金委"优秀创新群体"学术带头人，心血管 973 项目首席科学家。共发表 SCI 论文 200 多篇，被引用 3000 余次。获得卫生部科技进步奖三项，北京市科技进步奖一项，中华医学科技奖一项，国家自然科学奖一项。2008 年当选为美国医学科学院与第三世界科学院院士，2016 年当选国际医学科学院组织共同主席。

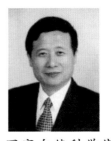

全国卫生与健康大会的胜利召开和《健康中国 2030 规划纲要》的审议通过，让我感到非常振奋，这是我国健康领域的重大事件。

习近平总书记在全国卫生与健康大会上提出了新时期我国卫生与健康工作的新方针：以基层为重点，以改革创新为动力，预防为主，中西医并重，将健康融入所有政策，人民共建共享。其中"将健康融入所有政策"，这是我国把健康提到的最高层次，这一政策强音把卫生和健康工作提高到国家战略水平。

那么，从医学科学的角度来看，我们该如何准确理解和把握这一政策呢？首先我们从衰老说起。

一 揭开衰老的神秘面纱

目前，全球老龄化及重大疾病防治形势愈发严峻，随着我国人口老龄化提前到来，各类重大疾病井喷式爆发。预计到 2030 年，我国 65 岁及以上人口总数将超过 2 亿人，占总人口的 16%。各种重大疾病发病率居高不下，患病人群向年轻化发展，社会医疗负担沉重，"未富先老"和"未老先衰"的问题突出。其中心脑血管疾病、恶性肿瘤等重大疾病，严重威胁人类健康，是全球范围内最主要死因，且死于这些疾病的人数在未来二十年仍将上升。

国内外多项研究证实，心脑血管疾病、恶性肿瘤、神经退行性疾病等诸多复杂疾病的发生由遗传和环境因素共同决定，遗传和环境所占比例在不同个体中有一定差异，但疾病发生有着共同的危险因素，那就是衰老。阐明衰老机制势在必行、意义深远，不仅能为治疗多种疾病带来希望，更为全民共享健康提供了理论支持。因此，近年来，我们实验室一直致力于衰老及相关疾病机制的研究。

衰老过程十分复杂，涉及应激反应、表观遗传学、炎症、大分子损伤、代谢、蛋白稳态、干细胞与再生等诸多生物学事件。以往的研究通常只针对衰老的某个特征而忽视各个特征之间的联系，因此对于衰老的理解难以深入。那么衰老事件之间到底有着怎样的联系？衰老的机制又究竟是什么？

我们经过长期多角度研究，结合国内外研究进展提出，可以将衰老分为四个层次。第一层，生理功能下降，疾病易感性增高；第二层，系统性炎症、代谢、内分泌功能紊乱；第三层，细胞功能紊乱；第四层，生物分子维持不良，导致 DNA 损伤。

衰老的四个层次构成了级联反应：生物分子维持不良会引发细胞功能紊乱，而细胞功能紊乱又会引发系统性炎症等，进而引发生理功能下降，造成疾病的发生，其中既有因果关系，又有层层递进。

这种层级之间生命信息流的传递与表象呈现，是不同疾病发生发展的共性。外部疾病只是表象，深层次的原因是内部因素的改变。当然，除了内层对外层的作用外，外层对内层也会产生反馈作用，形成了错综复杂的相互作用。

我们发现，这四个层次虽然处于不同的生物学尺度，但都能影响衰老。衰老的第四层，即 DNA 损伤、蛋白质错误等是"命"，人类目前还难以改变。但衰老的第二层，即系统性炎症、代谢、内分泌功能紊乱却是"运"，可以改变。通过适当利用内在适应性机制，我们能够广泛影响衰老的第二层，能以最小副作用来延缓衰老，从而促进健康和长寿。

二　生命在于"运"

那么在生活中，如何影响衰老的第二层，来实现健康的愿望呢？答案是生命在于"运"。"运"包括适度"运动"、良好生活环境的"运气"、每天适当安排生活的"运作"和从四维健康角度的"运筹"。

生命在于"运"有科学依据吗？WHO（世界卫生组织）对影响健康的危险因素做过系统分析，其中，生物学因素占15%、环境因素占17%、医疗服务占8%，而行为和生活方式所占比例最大，达到了60%。可以看到，对于健康的影响，行为和生活方式占"控股"的绝对优势地位。生命在于"运"说到底是要树立正确的行为和生活理念，养成良好的行为和生活习惯。WHO 推荐的健康法条——合理膳食、适量运动、戒烟限酒、心理平衡，说的也是这个道理。

诸多研究发现，在合适的时间和强度下，改变生活方式，比如饮食、能量限制和适量运动等，能够激活机体 DNA 损伤修复、自噬等内在适应性机制，抵抗衰老和相关疾病的发生发展，从而达到多病共防（治）的目的。有关研究表明，低等生物可以通过能量限制延长寿命，灵长类动物通过能量限制可以大幅度减少重大疾病的发生。国外一项长达二十年的灵长类动物研究显示，能量限制组肿瘤、心血管疾病发生率较自由饮食组降低一半，且无糖尿病发生，而自由饮食组有将近一半的动物患了糖尿病。这是生命在于"运"的分子机制。虽然衰老是自然过程，难以逆转，但通过建立良好的反应机制可以把衰老和疾病进展的"水龙头"关到最小。

医学发展的趋势是建立大健康观，树立"四维健康"的理念：一维健康是无病无弱；二维健康是无病无弱、身心健全；三维健康是无病无弱、身心健全、社会适应；四维健康是无病无弱、身心健全、社会适应、环境和谐。生命在于"运"符合这一发展趋势。

目前我们的健康理念不断演变，范围不断拓宽，内涵不断延伸，要求不断提高。未来，健康保护和健康促进重点要在实现"四维健康"上下工夫。而健康决定因素中，行为和生活方式占60%，通过改变行为和生活方式对衰老的第二层发生作用，同时影响第一层疾病的发生发展，改变第三层、第四层即细胞、分子的状态。从这个角度看，命运是可以掌握在每个人自己手中的。

三 "分病而治"还是"异病同防"

现在的医疗体系是"分病而治"为主，而研究发现，衰老等相同的危险因素能够促进不同疾病的发生发展，如果能遏制危险因素，机体疾病易感性降低，疾病发生就减少，可以达到"异病同防"的效果。要实现从"分病而治"为主到"异病同防"为主的战略转变，主要靠改变生活方式，也就是要将生命在于"运"扎根于现实生活中。谈到战略转变，不得不提医疗的重新定位。

我们需从大医学、大卫生、大健康的角度看待医学发展。我国国民健康寿命较预期寿命还有相当差距。这说明医学大健康尚未得到很好落实。现在的医学服务顺序是医疗救助、公共卫生、健康促进，将来的发展趋势要倒过来，即健康促进、公共卫生、医疗救助。除了重新准确定位医疗在医学服务中的地位，我们还需要转变医学观念和医学模式。

我们需要改变观念，突出战略前移、预防为主。中国传统医学中就强调，"上医治未病"。美国的医疗卫生投入占国民经济总产值的17%，但医疗效果在全球排三十多位。实现公民健康，并不是简单的"花钱越多效果越好"。单纯依靠"分病而治"，实践证明此路不通。现代医学集中关注疾病本身，更多是"头痛医头，脚痛医脚"，而系统生物医学是将组学等多学科融合一体，全方位、立体化、多视角研究生命全过程和疾病全过程，揭示疾病发生发展机制，研究重大疾病的个性发病机制和共性发病规律。今后，我们要加强系统生物医学的研究与实践。此次全国卫生与健康大会中，全人全程服务也贯穿在习近平总书记和李克强总理的讲话中。建立健康档案，建立家庭医生制度，这些都是为了更好地为公众提供全方位、全生命周期的健康服务。未来的健康促进要从根源入手，重点关注个体行为和环境影响。从注重疾病诊治到对生命全过程的健康监测，重预防、治未病；从注重机体本身研究到环境、社会、心理与机体交互作用综合研究。为此，我们的医学模式也必须从以前的生物医学模式切实转变到环境－社会－心理－工程－生物综合医学模式上来。

以前曾提出"3P"医学，即疾病预测（Predicting diseases）、预警（Pre-warning diseases）、预防（Preventing diseases），这是单纯疾病导向的。现在，我们更应该强调健康，即健康保护（Protecting health）、健康促进（Promoting health）、延长预期健康寿命（Prolonging health span）。要达到这一目的，需要制定全民健康的政策（Policy for population），每个人都要参与（Participation），实现个体化医学（Personalization），其核心是延长预期健康寿命、预防疾病、个体化的新"3P"医学。

习近平总书记在全国卫生与健康大会上强调将健康融入所有政策，使广大医学健康领域工作者备受鼓舞，必将开创我国卫生与健康事业的崭新局面，实现人民共建共享、人人健康、老当益壮的和谐社会。

3

健康中国的美丽愿景

饶克勤

饶克勤，教授、博士生导师。现任中华医学会副会长、秘书长，兼任国务院医改专家委员会委员、国家信息化专家委员会委员、国家卫生计生委公共政策专家委员会委员、国家疾病预防控制专家委员会副主委、中国卫生信息学会副会长等职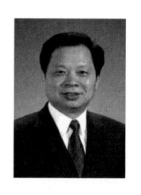务。主要从事生物统计流行病学、卫生经济学、卫生信息学、公共卫生管理和卫生政策研究。兼任多所国内著名大学教授和研究生导师。毕业于同济医科大学获医学学士、公共卫生硕士。美国霍普金斯大学博士后、哈佛大学公共卫生学院客座研究员。担任国家"八五"至"十三五"多项科技重大攻关课题负责人；组织完成多次国家卫生服务研究、多项国家卫生政策和国家卫生信息化建设项目。出版学术专著 12 部，国内外发表学术论文 200多篇。

健康中国是走向世界健康强国，实现民族伟大复兴和人的全面发展的中国梦。推进健康中国建设就是从国家战略层面，对当前和未来一个时期国民健康面临的重大问题和结构性矛盾提供统筹的解决方案，是实现健康中国的战略选择和行动纲领，是实现全面建成小康社会奋斗目标的基本要求和重要任务。同时是一个动态过程，具有阶段性、目标性、可测性和可比性等四个特点。

一　推进健康中国建设的战略意义

（一）健康是经济社会发展的根本目的和重要目标

党中央和国务院高度重视国民健康和医疗卫生事业的改革发展。党的十七大报告指出："健康是人全面发展的基础。"党的十八大报告指出："健康是促进人的全面发展的必然要求。"习近平总书记曾指出，"人民身体健康是全面建成小康社会的重要基础，要始终把广大人民群众健康安全摆在首要位置"，同时强调没有全民健康就没有全面小康，以全民健康来促进全面小康是实现中国梦的重要支撑。国务院总理李克强指出："健康是生命的基础、幸福的基础、也是生产力的基础，维护国民健康是党和政府义不容辞的职责。"

（二）健康中国是我国经济和社会发展的战略选择

首先，健康中国是我国特色社会主义基本国情和发展阶段所决定。它是中华民族伟大复兴、实现中国梦的重要特征。它突出以人为本、以健康为中心，实现国民健康与经济社会协调发展为目标，倡导生态绿色、环境友好、健康促进的经济增长方式和社会发展模式。既符合国际发展趋势，又体现我国各族人民根本的内在要求和长远的健康权益，是具有全局性、长期性、战略性意义的问题的系统对策，对政治稳定、经济可持续发展和国家长治久安具有战略意义。

其次，健康中国是实现全民健康和全面小康的重大战略选择。它是更高层次的经济社会发展目标，它针对影响健康的经济社会决定因素，诸如人类赖以生存的环境和生活方式，以公共政策为落脚点，以重大行动计划为切入点，从国家战略层面，对当前和未来一个时期国民健康面临的重大问题，提供统筹的解决方案，既规范和引导卫生改革发展具体政策的制定和实施，又为相关领域的政策协调提供依据，具有高层次、长时效、广范围的特点。

第三，健康中国是我国经济发展方式转变的新的经济增长点。它突出创新、协同、绿色、开放、共享发展的理念。随着经济转型、人口老龄化和城镇化不断深入，城乡消费结构出现重大转变，医疗保健、健康保险、药品器械、养老产业、互联网医疗等行业兴起，消费明显增长，涉及环境保护、绿色发展、食品安全等与健康相关领域的市场孕育迅速。健康服务业已成为全球最大新兴产业，也是发达国家重要经济增长点。加快我国科技创新，尤其医疗、医药、保健、养老等新兴战略性支柱产业力度，有着广泛前景。

（三）健康中国是我国卫生改革和发展的行动纲领

第一，健康中国是我国卫生改革发展的总目标，对深化医改和发展具有引领方向、更新理念、明确目标、统筹推进的作用。推动健康中国建设，强调以人为本、以人的健康为中心，把推动健康中国建设纳入经济社会发展总体规划，与经济社会发展相适应、相协调。随着医改步入深水区，卫生事业发展不平衡、不协调、不可持续的问题依然存在，改革难度明显加大。推进健康中国建设新目标的提出，有利于进一步凝聚起攻坚克难的信心和决心，推动解决制约事业发展和国民健康改善的全局性、根本性和长期性的问题。

第二，推进健康中国建设是对深化医改提出的新要求。党的十八届五中全会明确了"创新、协调、绿色、开放、共享"的发展理念，深化医改就是要围绕健康中国的总体目标，实行医疗、医保、医药"三医联动"，推进医药分开，实行分级诊疗，建立覆盖城乡基本医疗卫生制度和现代医院管理制度。加快卫生事业发展，鼓励社会力量兴办健康服务业，满足多层次医疗卫生服务需求，构建和谐医患关系。

 健康中国的三个基本内涵

健康中国的基本内涵包括三个层面，分别是健康环境，健康国民以及健康覆盖。

健康环境的基本特征是生态绿色、环境友好，是城乡居民赖以生存、适宜居住、有利于健康的生产和生活环境。

世界卫生组织指出健康四大决定因素：环境、生物、生活方式和保健服务。就全球而言，环境因素对人类健康影响占17%，根据我国疾病负担归因危险度分析，环境因素占到21%。应该看到，我国目前经济发展方式粗放，生态环境恶化趋势未得到根本扭转，对城乡居民的健康危害仍在持续发酵。党的十八届五中全会提出了"坚持绿色发展，着力改善生态环境"的发展战略，要求从促进人与自然和谐共生等六个方面推动绿色发展的新格局，推进美丽中国建设。

健康国民的基本特征除了良好体魄外，还应具有良好生活方式和较高的健康素养。生活方式是人们长期受经济社会、文化风俗、民族家庭等因素影响所形成的一系列生活习惯、生活制度和生活意识。人类在漫长的发展历史中，由于导致人类生命安全的疾病一直是传染性或感染性疾病，因而忽视了生活方式因素对健康的影响。当慢性病成为主要威胁人类健康的主要原因后，人们才发现生活方式因素导致疾病死亡的比重越来越大。世界卫生组织研究表明，生活方式是对人类健康影响最大的因素，占60%左右。我国疾病负担归因危险度分析，不良生活方式因素已经占到58%。

健康覆盖基本特征是病有所防、病有所医。全民健康覆盖是国际社会卫生发展和我国医药卫生体制改革的重要目标。世界卫生组织提出全民健康覆盖四个要素：一是高效的医疗卫生服务体系，能够满足每个公民的医疗卫生需求，尤其是健康管理、预防保健、早诊早治、患者康复等；二是完善卫生筹资的制度安排，人人享有医疗保障制度覆盖，减少"灾难性医疗卫生支出"；三是人人能获得基本药物和适宜技术；四是合格的全科和专科医生，提供经济有效医疗卫生服务。

三　如何推进健康中国建设

（一）健康环境

当前，我国面临经济转型与"多重疾病负担"、人口老龄化和结构变化、生态破坏和环境污染、环境卫生有待改善等多种矛盾和问题，要求我们转变经济发展方式，实施绿色发展与健康环境互动的战略选择。绿色是永续发展的必要条件和人民对美好生活追求的重要体现。坚持节约资源和保护环境的基本国策，坚持可持续发展，走生产发展、生活富裕、生态良好的文明发展道路，加快建设资源节约型、环境友好型社会，形成人与自然和谐发展现代化建设新格局，推进美丽中国建设。

美丽中国和健康中国建设如何有机统一？一是将健康融入各项经济社会发展政策。将生态绿色、环境友好、健康促进作为我国长远的经济社会发展模式，从而推动决策程序的建立和政策体系的形成，推动经济增长和社会发展方式的转变。二是动员全社会共同营造健康环境。发挥政府、企业、家庭各个方面的积极性，共同遏制生态破坏和环境污染，依法治理，实施大气、水、土壤污染防治行动计划，全面达标排放。三是强化生产安全与职业健康。职业安全健康标准体系、职业病危害因素监测监管、职业病预防保健等。尤其是道路安全，防治意外伤害。四是加强城乡环境卫生综合整治。加强环境卫生基础设施建设。尤其加大农村人居环境治理力度：包括安全饮用水、卫生厕所、环境卫生和垃圾处理等。

健康城市（乡镇）是现阶段营造健康环境的有效形式。从城市规划、建设到管理等各个方面，都以人的健康为中心，保障居民健康生活和工作，成为健康人群、健康环境和健康社会有机结合的发展整体。爱国卫生运动是中国特色卫生发展道路的基本特征，我国已有 258 个卫生城市、679 个卫生乡镇。近年与 WHO 合作试点创建健康城市（乡镇）也取得一些理论成果和实践经验。

（二）健康国民

提高健康素养是改变国民不良生活方式和行为的重要途径和有效手段。健康素养是指居民个人获取和理解基本健康信息和服务，并运用这些信息和服务作出正确决策，以维护和促进自身健康的能力。我国从基本健康知识和理念、健康生活方式与行为、基本技能三个维度提出居民应掌握的基本知识和技能。

调查表明，我国居民健康素养水平仅为9.5%，即居民个人获取和理解基本健康信息和服务，并运用这些信息和服务作出正确决策的人口比例仅为9.5%。这是不良生活习惯和行为方式导致一些疾病"井喷式"增加的重要危险因素。

实施"国民健康素养行动计划"是促进健康生活方式的有利抓手。一是预防保健"靶点"前移，把健康教育列入中小学课堂，将健康生活方式纳入学校的素质教育之中，培养健康理念和卫生习惯。二是健康宣传，促进国民形成良好的生活方式，改善膳食结构、适量体育活动、减少超重肥胖，减少烟草、酒精、毒品和药物滥用等危险因素的健康危害。三是健康科普，全民健身，动员全社会共同参与营造健康国民的支持性环境。四是防控危险因素。提高烟草、酒类等产品税收和价格，取消不利健康产品补贴；减少加工食品含盐量或使用低钠盐等。

（三）健康覆盖

深化医改推进全民健康覆盖。按照人人参与、人人尽力、人人享有的要求，保基本、强基层、建机制、完善制度、引导预期，注重公平。完善基本卫生制度，协同推进医保、医疗、公卫、药供、监管体制的综合改革，实现人人拥有医疗保障制度，人人享有基本医疗卫生服务。

四　战略目标和 2030 规划愿景

1. 到 2030 年，我国主要健康指标达到世界发达国家水平，提前十年实现联合国全球健康新目标。预期寿命接近 80 岁，婴儿死亡率下降到 3‰以下，孕产妇死亡率下降到 8/10 万。重点关注低收入人群，提高健康公平和健康福祉，进一步缩小地区间和人群间的健康差异。

2. 到 2030 年，实现生态绿色、环境友好、健康促进型的经济增长方式和社会发展模式转变，打造健康城市、健康乡镇，努力使一半以上城乡达到"国家健康城市（乡镇）"标准，影响健康的生态和环境危害得到有效治理，大幅度减少因生态破坏和环境污染导致的健康危害和疾病负担。

3. 到 2030 年，国民健康素养和生活方式有较大程度提升，有利于健康生产、生活和职业环境明显改善。努力使居民个人获取和理解基本健康信息和服务、并由此做出正确决策、以维护和促进自身健康的人口比例达到 50%，人人参与、人人尽力，有效控制不良生活方式和行为的健康危害。

4. 到 2030 年，有效控制重大和新发传染性疾病的流行，基本消除地方病和寄生虫病的健康危害，遏制和扭转慢性疾病的蔓延，减少慢性病导致的失能残障，将慢性病的过早死亡率降低1/3，促进精神卫生和健康福祉，减轻城乡居民的疾病负担。

5. 到 2030 年，基本实现病有所防、病有所医、人人拥有医疗保险、人人享有医疗卫生服务、全民健康覆盖的目标。深化改革加快发展、创新体制机制，健全医疗保障制度，完善服务体系，推升服务能力，提高医疗、公共卫生、生殖健康服务的方便可及、公平效率和质量安全。

6. 到 2030 年，促进健康的法律制度体系更加完善。有利于健康的政策法律体系进一步健全，健康领域治理体系和治理能力实现现代化，健康科技实力和健康服务产业进入世界前列，成为具有影响力和竞争力的强国。

4

重塑医疗卫生服务体系
推进健康中国建设

孟庆跃

孟庆跃，卫生经济学教授、博士生导师，北京大学公共卫生学院院长，北京大学中国卫生发展研究中心执行主任，国家卫生计生委公共政策专家委员会委员，国际卫生体系研究会常务理事，中华医学会公共卫生分会常委，中华预防医学会常务理事，中华预防医学会卫生管理分会副主任委员。主要研究方向为医疗保障制度和公共卫生经济学分析。

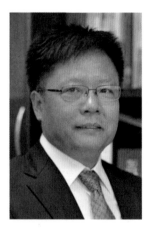

医疗卫生服务体系是"健康中国"体系保障的重要组成部分。在医疗卫生服务需求日益高涨的时代，完善医疗卫生服务体系的功能，提升医疗卫生服务体系的能力，保障医疗卫生服务体系持续健康发展，是实现医疗卫生服务供需平衡、满足人民群众对医疗卫生服务期盼的基础。没有一个健全的医疗卫生服务体系，医疗卫生投入和医疗保障制度的作用就难以发挥，人民群众就难以从卫生与健康发展中受益，"健康中国"所提出的"优化健康服务"任务就难以完成。

2016 年全国卫生与健康大会提出了新形势下的卫生与健康工作方针，即"以基层为重点，以改革创新为动力，预防为主，中西医并重，将健康融入所有政策，人民共建共享"。全面落实新形势下的卫生与健康工作方针，是实现和完成"健康中国"战略目标和重点任务的要求，是卫生与健康事业发展的指南，是医疗卫生服务体系改革需要遵守的基本原则和方向。以基层为重点、以改革创新为动力、将健康融入所有政策和人民共建共享，是在过去卫生工作方针的基础上提出的新的理念和要求，是对我国卫生与健康事业发展思想的巨大丰富，充分体现了卫生与健康事业的传承与发展。完善医疗卫生服务体系需要以基层为重点、需要改革创新精神、需要防治结合和联动。

全国卫生与健康大会提出的普及健康生活、优化健康服务、完善健康保障、建设健康环境、发展健康产业等重点任务，以及全方位、全周期保障人民健康，都需要优质高效公平的医疗卫生服务体系作为保证。医疗卫生服务的外延不断扩展，优质的健康服务需要医养结合、医体结合、医教结合等合作和联合。医疗卫生服务体系需要不断地在结构、功能、质量和规模等方面进行改革和完善，才能承担起建设健康中国的任务。

健康中国建设是国家战略，是一项长期的社会工程。医疗卫生服务体系改革是深化医药卫生体制改革的核心，也是优化健康服务的基础。

 一 改革医疗卫生服务体系的必要性

（一）医疗卫生服务供需失衡

我国用了比较短的时间建立起了覆盖城乡居民的基本医疗保障制度，医疗服务需求得到巨大释放，人民群众对医疗卫生服务的要求越来越高。但与此同时，我国医疗卫生服务体系发展和卫生资源增长却难以满足医疗卫生服务需求增长，造成供需之间缺口较大，并衍生出许多问题，包括医患关系紧张、医疗费用增长过快等。以住院服务为例，1980～2000年20年间，我国住院率增加了2%，平均每十年增加1%；但在2000～2010年的10年间，住院率却增加了5.8%。近十年住院增长率增长比前期增加了5倍左右。而在同期，医疗服务体系中最重要的人力资源，却没有得到相应的增长，1980～2000年，每千人口卫生技术人员增加了27%，2000～2012年，每千人口卫生技术人员增加了36%。

医疗服务需求快速增长，但医疗服务体系的结构并没有得到根本性改变。增长的住院医疗服务主要流向了县及县以上医院，基层医疗卫生机构提供的住院服务份额从 1985 年的 41% 下降到 2009 年的 31%，又下降到 2012 年的 24%。基层医疗卫生机构门诊服务份额 1985 年到 2009 年增加了接近 10%（从 54% 增加到 63%），但 2009~2012 年却下降了 3%。基层医疗卫生机构不能有效分流日益增长的医疗服务，加深了供需矛盾。

（二）改革医疗卫生服务体系需要整体推进

基层医疗卫生服务体系和医院体系相互衔接，需要将两个体系通盘考虑，系统性地整体推进改革。公立医院改革的目标是解决"看病贵、看病难"的问题，但是目前改革趋势有可能进一步助推公立医院的规模扩展，进一步拉大与基层卫生机构的差距，进一步提升医疗服务的成本，进一步促使卫生资源过度向医院集中。公立医院改革的切入点是卫生体系系统上的改革，而系统改革的关键是切实加强基层卫生机构的能力，显著提高基层卫生人员的服务水平，真正落实资源下沉服务基层的目标。我国优质卫生人力资源的缺乏与日益增长的医疗服务需求是长期矛盾，医疗服务体系如果不以基层医疗卫生体系发展为核心，将加剧医疗服务供需失衡。

医改对基层医疗卫生体系已经出台了许多政策，但为什么基层卫生机构能力建设效果不好？最核心的原因是基层卫生人员能力没有得到根本性加强。医疗服务质量在不同机构间的高度差异，形成了优质服务与基本服务的巨大反差，基层卫生机构优质医务人员和大多数患者被高层次医疗机构虹吸走，助推了医疗费用整体攀升。为什么基层卫生机构招不到和留不住合格的医务人员呢？最核心的原因是许多改革政策与强基层的目标不吻合，包括收支两条线政策、绩效工资、医保补偿政策等，对基层卫生机构的发展缺乏激励，基层卫生人员收入相对较低、工作和生活条件没有满足期待、职业发展的空间有限等。

（三）医疗卫生服务体系需要提高公平和效率

我国卫生资源和卫生筹资公平性持续改善，但差距仍然需要得到关注。2005～2014年，全国各省、自治区、直辖市的每千人口卫生技术人员数、执业（助理）医师数和床位配置的公平性呈好转趋势，国家重点支持经济欠发达地区的战略效果初现。但是，卫生资源配置差异仍然存在，造成卫生资源配置不公平的主要原因是省内差异较大，每千人口卫生技术人员省内不公平自2010年开始逐渐扩大。按经济发展水平和东中西部地区分类进行分层分析，"十二五"时期，经济发展水平高的地区资源配置普遍高于经济发展水平低的地区，东部地区卫生资源配置均高于西部地区。

我国卫生资源投入健康生产效率在国际上仍然处在较好水平，但相对优势下降。整体来看，中国与其他国家卫生投入和健康产出世界排名比较，中国卫生体系效率仍然相对较高。但

2007 年后，中国人均卫生总费用排名与期望寿命排名出现收窄趋势，表明中国与其他国家相比效率优势正在下降。十年以来，中国 5 岁以下儿童死亡率下降速度相对缓慢，健康生产效率下降。与世界上高效卫生体系相比，我国健康生产效率较低。研究表明，投入到预防和基层医疗卫生服务比投入到医疗和医院服务效率更高，说明卫生投入的方向和结构需要得到调整。基层医疗卫生机构就诊率占比、基层医疗卫生机构住院占比和基层医疗卫生技术人员占比近段时间均在下降。

二　重塑医疗卫生服务体系需要以人为本

习近平总书记在全国卫生与健康大会上强调要把人民健康放在优先发展的战略地位。医疗卫生体系建设和发展应以人为本、以人的健康促进为根本。

（一）建设医疗卫生服务体系的基本维度

医疗卫生服务体系建设需要考虑四个维度：健康需要、公平和效率、服务质量、医疗卫生服务体系发展的历史和现状。

促进健康是卫生事业发展和体系建设的根本目标，是评判卫生体系建设成效的金标准。以健康促进为核心，需要在体系建设过程中，把握需要解决的主要健康挑战、明确通过体系建设促进健康的主要策略和政策、聚焦体系建设中的主要矛盾和关键问题。当前已经完成的健康转型，以生活行为和环境为主要健康决定因素的特点，对卫生服务内容和模式、服务体系的连续性和协调性、健康产出为标准的服务评价提出了比以往任何时期都高的要求。卫生体系存在的价值不是提供了多少门诊和住院服务，而是从根本上促进健康的能力。

卫生体系公平是促进健康公平的重要维度。不能实现医疗卫生服务体系上的公平，就很难实现健康公平。健康公平是体现社会公平的重要内容。实现医疗卫生服务体系公平，首先，需要政府卫生资源的投入和布局应当最有利于最广大的人民群众特别是弱势群体卫生服务利用，让普通民众感受到政府对医疗卫生服务体系的支持；其次，需要政府支持的医疗卫生服务体系提供最基本的医疗卫生服务，因为这些服务最能够惠及全体民众；第三，需要建设一个友好温暖的医疗卫生服务体系，使得基层民众在卫生服务中体会到关爱。

效率是实现医疗卫生服务体系可持续和健康发展的基础。我国在未来很长一段时间内都不可能支撑一个昂贵的医疗卫生服务体系。力争最优的医疗卫生服务体系投入和产出，应当是体系建设的重要目标。投入包括政府投入和社会投入，产出是健康。不能认为这个体系规模越大越好、投入越多越好，因为任何投入都会形成成本，而成本需要买单者。超越经济发展水平的卫生投入，无论投入来自政府还是社会，将不会相应提高健康产出的水平，还会带来沉重的医疗卫生负担。更重要的是医疗卫生服务体系的结构，提供更多的预防服务还是更多的高端医疗服务、依靠基层卫生机构还是医院，将从根本上决定着医疗卫生服务体系的效率水平。

质量是卫生服务的生命。没有质量的卫生服务没有任何价值，即使这些服务是免费或者低价的。卫生服务竞争的核心是质量而不是价格。卫生服务质量首先体现在卫生技术人员的素质上，是否符合医疗卫生服务体系每层级对于卫生技术人员的基本要求；其次体现在服务规范上，医疗卫生机构和卫生技术人员能否提供标准化的卫生服务；最后体现在服务的连续性，使得群众在不同卫生服务提供者那里得到完整和系统的服务。

医疗卫生服务体系建设需要前瞻未来也需要回望历史。任何一个体系建设都不能与历史隔断，而只能是在现有基础上进行改革、调整和完善。我国过去六十年医疗卫生服务体系建设的经验和教训值得认真总结，从每一个阶段中总结分析未来发展的方向和路径。

（二）以人为本医疗卫生服务体系的基本要求

为应对上述医疗卫生服务体系建设基本需求，需要构建和确立医疗卫生服务体系的基本价值取向，以人为本应是核心价值。以人为本的卫生服务体系其特征主要体现在以下五个方面。

1. 人文关怀

卫生服务关乎生命，其使命是促进健康、提升生命质量，对健康价值的最高追求、对人的尊重是以人为本医疗卫生服务体系人文特征。患者寻求医疗卫生服务，不仅仅是解除病痛和延续生命，也需要精神慰藉和心灵关怀；不仅仅是受益于医学科学技术的发展成果，也需要人与人之间的真诚交流和沟通。一个缺乏人文关怀、充满着物质和技术的冷冰冰的医疗卫生服务体系，是难以满足民众的期待和需求的。

2. 利益相关

在以人为本的体系中，所有人包括居民、患者、卫生技术人员、卫生管理人员是利益共同体。社会尊重和厚待医疗卫生服务提供者，医疗卫生服务提供者全心全意为居民的健康服务，健康社会及其发展助力经济社会整体发展。

3. 基层为本

基层医疗卫生机构是用比较小的成本解决主要健康问题的主要服务提供者。基层卫生机构贴近社区、深入民众，居民对其所提供的服务可及可负担。以基层卫生机构建设和能力加强为本，可以筑牢医疗卫生服务体系的网底，保障卫生服务基本供给，化解医疗卫生服务需求与供给基本矛盾，提高医疗卫生服务体系运行效率，确保卫生服务公平性。基层为本还意味着关注社区利益，基层卫生机构更关注社区内健康而不仅是单个的患者。一个基层孱弱的医疗卫生服务体系，将不可能支撑快速增长的需求，也不可能有效运行和健康发展。

4. 连续整合

慢病防控需要服务连续、患者治疗管理连续、不同层级的服务标准连续、卫生信息系统互联互通。建设整合型的医疗卫生服务体系是提供连续服务的重要途径。从横向上，需要不同类型的医疗卫生服务机构之间的整合协同，比如同一层级医防之间、专业医疗卫生机构与综合医疗机构之间的整合协同；从纵向上，需要不同层级间医疗卫生机构的整合协同。整合协同可以在提供服务、管理、信息、组织机构和系统等几个层面上实现。连续整合的服务体系也有助于提升体系效率、保证服务质量。信息技术和信息系统发展为医疗卫生服务体系整合协同提供了条件。

5. 条件支撑

以人为本服务体系建设需要卫生政策和条件支撑上以人为本。政府需要从经济、管理、法律法规和其他层面给予建设以人为本体系支持。建设和完善信息系统、完善激励机制、提供或者购买促进健康的医疗卫生服务，是政策和条件支撑的重要内容。

三 建设以人为本的医疗卫生服务体系

建设以人为本的医疗卫生服务体系，在落实"2030 健康中国"规划纲要过程中，需要突出抓住两项重点工作，一是全面贯彻落实国家医疗卫生服务体系规划纲要，以规划引领体系建设；二是更加注重基层医疗卫生体系建设，切实提高基层医疗卫生服务的能力和水平。

（一）全面落实全国医疗卫生服务体系规划纲要

传统的卫生资源规划以卫生要素规划为主，主要从卫生技人员数量、床位数量等总量指标制定标准，难以反映卫生体系结构调整的需要，也与健康改善的核心目标脱节。2015年国务院颁布实施的《全国医疗卫生服务体系规划纲要（2015~2020）》（以下简称规划纲要）在以下三个方面有突破。第一，在规划纲要原则中，明确提出健康需求导向，抓住了规划的核心目的是提高人民群众的健康水平。规划的对象是卫生服务供方体系，落脚点是健康。在理念上，健康需求导向也与之前规划中强调卫生服务需求导向不同，更加明晰了卫生体系规划为什么的问题。第二，在各级各类医疗卫生机构设置和床位设置中，首先对医疗卫生机构的功能进行了明确界定，为提出医疗卫生机构设置原则和资源配置标准提出了依据。第三，规划纲要强调功能整合和医疗卫生机构间的分工合作，从体系水平而非仅仅机构水平，提出了完善服务能力的要求。

1. 完善功能，提升医疗卫生服务体系能力

与日益增长的卫生服务需求相比，由于历史欠账较多、基础薄弱，我国在很长一段时期内，都将面临卫生资源特别是优质的卫生资源总量不足的问题。但是如果仅仅依靠增加卫生资源总量，而医疗卫生机构的功能没有划分，提升医疗卫生服务体系能力的空间将受到限制。规划纲要对各级各类医疗卫生机构的功能予以了明确，有利于解决服务功能混乱的问题。

根据医疗服务需求特点，考虑一定经济社会发展水平下供给能力、诊疗难度一般，常见多发疾病的服务应当解决在基层医疗

卫生机构，这既符合健康原则，也符合成本效果原则。随着健康转型和服务需求结构的变化，因生存和发展的需要，许多医疗卫生机构其原来赋予的功能界限逐渐模糊，医疗卫生机构间的功能重叠现象日渐突出。规划纲要对医院、基层卫生机构和公共卫生机构的功能进行了原则性界定，为各地进一步细化各级各类医疗卫生机构的功能指明了方向。

2. 强化合作和联动，促进医疗卫生服务体系整合

我国医疗卫生服务体系存在碎片化的问题。一个碎片化的医疗卫生服务体系将不可能完成健康促进的任务．我们所面临的慢性病等主要健康问题的解决，需要一个连续、相互协调、以人为本、以基层为重点的体系。

规划纲要从防治结合、上下联动、中西医结合、多元办医、医养结合等五个方面，对医疗卫生机构在明确各自功能的基础上如何进行合作联合提出了要求，实现这五个方面的整合和合作，对于建立一个功能更加完整的卫生体系至关重要。在实践中，因为各种体制机制方面存在的障碍，功能整合和分工合作要取得实质进展和获得显著成效并不容易，需要在规划纲要指导下，各地通过改革和创新来完成。

防治结合的关键是创新衔接机制。防治结合、医防联动是解决主要健康问题的基本策略。我国长期以来形成的医防机构分设、医防服务分离，为防治结合和医防联动带来了很大的挑战。创新医防衔接机制可以从三个层面考虑，一是医防机构合作激励

机制，建立双方从合作中共赢；二是从服务技术层面，促进医疗卫生服务防者能治、治者能防，解决防治断裂的问题；三是从责任分担的层面，建立医防区域健康促进责任共担机制。

上下联动的核心是强化基层卫生能力。分级诊疗和转诊等制度建设，是实现上下联动的基础，而其核心是加强基层卫生机构能力建设。落实上下联动要求，需要通过医改继续加大力气强化基层卫生机构能力建设，控制高层次医疗机构单体规模扩张，实质性提升基层卫生服务能力。

规划纲要提出，社会力量可以直接投向资源稀缺及满足多元需求的服务领域，也可以多种形式参与国有企业所办医疗机构等部分公立医院改制重组，以及其他促进多元办医的举措。由于各地卫生资源现状和卫生体系需要解决的问题不同，如何落实多元发展政策需要因地制宜。多元发展的目标应当有利于解决健康问题，有利于改善卫生体系的效率和公平，有利于提升人民群众对医疗卫生服务的满意度。

（二）全面提升基层医疗卫生服务能力

全面提升基层医疗卫生服务能力，首先需要抓住基层医疗卫生技术人员能力建设这个牛鼻子。基层医疗卫生技术人员的能力强了，老百姓信任他们了，分级诊疗等体系建设等工作就好做了，以基层为重点的方针就可以落到实处。同时，还需要持续增加对基层医疗卫生体系的投入，并提高投入的效益。

1. 以基层医疗卫生技术人员能力建设为核心，筑牢医疗卫

生服务体系发展基础

抓住基层医疗卫生机构人员建设这个牛鼻子，通过各种政策工具，把合格的卫生人员吸引和留在基层，患者就会分流到基层，大医院的患者就会减少，大医院看病难问题就会缓解，医患矛盾也会改善，公立医院改革的条件也会更加成熟。加强基层卫生服务能力的关键是提高基层医疗卫生服务人员的能力，需要把基层卫生人力建设作为重中之重，切实把优质资源向基层引导，促进患者合理分流，减轻医疗服务供需失衡的问题，重构以基层卫生服务为基础的服务体系。加强基层卫生服务能力需要三个方面的工作。第一，改革现有医疗卫生人员分配制度，使得基层卫生服务人员收入水平有较大幅度提高。调整基层卫生机构收支两条线和绩效工资等政策，缩小不同层级医疗机构间实际收入差距水平，乡镇和社区卫生机构卫生人员的收入水平不低于同区域县级和区级医院水平。第二，完善基层卫生技术人员职称晋升政策，建立与不同层级医疗服务岗位和功能相适应的职务评价体系，提高基层卫生人员工作稳定性和服务积极性。第三，提高基层卫生机构服务能力，平衡基层卫生机构医防服务，增加居民对基层卫生机构的利用，为卫生技术人员职业发展创造良好的环境和条件。

2. 深化改革，提高基层医疗卫生服务运行质量

医疗卫生服务的核心是质量，提升基层医疗卫生机构的服务质量是需要重点解决的问题。目前需要在体系建设效果评估基础

上，有针对性地进行基层医疗卫生机构基础设施投入，提高投入的效益。进一步完善基层卫生机构补偿政策，在加大投入的同时，建立可持续发展的筹资机制，改善基层医疗卫生机构的经济状况，提高其生存和发展的能力。基层卫生机构是医疗卫生服务体系的重要组成部分。需要从整个医疗卫生服务体系的角度，根据不同地区的特点，对基层卫生机构以及其他类型卫生机构的功能进行界定，并据此制定相应的经济政策和评估机制，以最大限度和合理地发挥基层卫生机构的作用。基层卫生机构医疗和公共卫生服务功能需要均衡发展。重医轻防和重防轻医的现象都应避免。基层卫生机构的功能不应当从一个极端走向另一个极端，医防之间应当互相衔接、互相促进。基层医疗卫生机构能够平衡地提供医疗和公共卫生服务，才能满足社会的需求。

5

创造健康红利　增强人民福祉①

胡鞍钢

　　胡鞍钢，1953 年生，清华大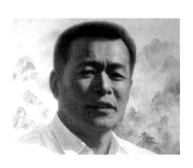
学国情研究院院长，中共十八大代
表，在国内外享有盛誉的国情研究
（当代中国研究）的开拓者和领军
人物，国家发改委"十二五"、"十
三五"规划专家委员会委员，主持编写的《国情报告》对国家
高层决策产生持续性重要影响。代表作有《生存与发展》《中国
国家能力报告》《中国经济波动报告》《中国地区差距报告》

---

　　①　此文系 2016 年 8 月 15 日作者接受人民日报、国家卫生计生委《中国卫生杂志》的采访
稿，王洪川协助整理。9 月 9 日作者又作了修改。
　　注：照片图由赵大陆绘。

《就业与发展》《中国集体领导体制》《中国：创新绿色发展》《2020中国：全面建成小康社会》《超级中国》《"十三五"大战略》等。

健康是人的生命之所系，是人的全面发展之基础，是全体人民最大的财富，是国家富强、人民幸福的重要标志。

党的十八大报告提出"健康是促进人的全面发展的必然要求"，"要坚持为人民健康服务的方向"。党的十八届五中全会首次提出"推进健康中国建设"，将"健康中国"正式纳入国家发展战略，在"十三五"规划专设第十四篇提升全民教育和健康水平，强调把提升人的发展能力放在突出重要位置，全面提高教育、医疗卫生水平，着力增强人民科学文化和健康素质，加快建设人力资本强国。健康中国成为全面建成小康社会的重要标志，也成为促进人民健康、健康促进发展的行动纲领。

健康是人类发展大势所趋，成为21世纪发展主题，联合国等国际组织先后制定了"千年发展目标（MDG）"（2000）、"后2015可持续发展目标（SDG）"（2015），都将提升健康水平作为核心目标和主要指标。2016年，世界卫生组织（WHO）将在上海专门召开全球健康促进大会，会议主题为"健康促进推动可持续发展目标的实现——人人享有，人人参与"。美国、欧盟、日本等发达国家都把促进健康作为国家战略，把健康投资视为战略性人力资本投资，大幅度增加健康科技投入，支持开展健康领域前沿性科学研究。

因此，我们要以世界眼光，顺应人类发展大趋势，主动作为，把建设健康中国作为面向现代化、面向未来、面向世界的重大国家战略。

一 世界现代化最重要的进展和标志：人类更加长寿

健康一直是人类永恒的追求，正如阿玛蒂亚·森所说："健康（与教育一样）是使人类生活体现价值的基本潜能之一。"[1]工业革命以来，人类在健康领域取得了史无前例的成就，与历史上任何一个时期相比，人类生存的卫生环境明显改善，人类医学及医疗技术更加先进，人类的健康水平不断提高，人们比以往任何时候更加长寿。

1820～1900年期间，世界人口出生时预期寿命从26岁提高至31岁，平均每年提高0.063岁；1900～1950年期间这一指标又提高至49岁，平均每年提高0.34岁；1950～2000年期间，又提高至66岁，平均每年提高0.34岁；[2] 2000～2014年期间，又提高至71岁，平均每年提高0.36岁。[3]

---

[1] 阿玛蒂亚·森：《作为能力剥夺的贫困》，中文版，《视界》2001年第4辑。

[2] Angus Maddison, The World Economy：A Millenuial perspective, OECD Table 1－5a.

[3] 联合国开发计划署：《2015年人类发展报告》表1，联合国开发计划署（UNDP）出版，2015年。

中国健康发展之路：从东亚病夫到东方巨人

　　一个多世纪前的中国被称作"东亚病夫"与"鸦片之国"，中国大大地滞后于西方国家和世界健康发展的历史进程。一个多世纪之前的 1896 年，英国人主办的英文报纸上海《字西林报》将中国人称之为"东亚病夫"。根据安格斯·麦迪森（Angus Maddison，2001）提供的数据，1900 年中国人口平均预期寿命在 24 岁；到 1949 年之前也只有 35 岁左右，[①] 不仅大大低于世界人口平均期望寿命（1950 年为 49 岁），还低于 1820 年法国平均预期寿命（为 37 岁）、美国（为 39 岁）[②]；1949 年之前中国婴儿死亡率为 200‰~250‰，[③] 这也高于欠发达国家的平均水平（为 175‰），还明显高于印度的水平（164‰），[④] 也高于法国的 1850 年的水平（为 146‰），在一些偏僻的农村和少数民族地区，婴儿死亡率大多高于 200‰；孕产妇死亡率为 1 500/10 万[⑤]；中国还是世界的"鸦片之国"，20 世纪初期，估计中国有 2500 万人吸食鸦片，相当于当时全国总人口（43714 万人）的 5.7%。新

---

　　① 国家统计局编：《新中国五十年（1949－1999）》，北京，中国统计出版社，1999 年，第 86 页。如 1935 年南京市男性人口平均预期寿命29.8 岁，女性人口平均预期寿命38.2 岁。国家统计局社会统计司编：《中国社会统计资料 1990》，第 33 页，北京，中国统计出版社，1990 年。

　　② Angus Maddision，2001，*The World Economy：A Millennial Perspective*，Table 1－5a，Paris，OECD.

　　③ 国家统计局编：《新中国五十年（1949－1999）》，北京，中国统计出版社，1999 年，第 85－86 页。

　　④ UNESCO Database，www. uis. unesco. org/en/stats/statistics/database/DBIndex. htm.

　　⑤ 国家统计局编：《新中国五十年（1949－1999）》，第 86 页，北京，中国统计出版社，1999 年。

中国成立之初，据初步估计，吸食鸦片等的烟民，全国约有2000万人，占当时总人口的4.4%。[①] 此外，中国还是世界上传染病流行猖獗，寄生虫病传播广泛，地方病流行地区发病率极高的国家，新中国成立前我国城市肺结核死亡率为250/10万，50年代全国传染病报告发病率高达3 000/10万；1949年之前，中国人口死亡率高达25‰～33‰，属于典型的高死亡率国家。

这是新中国健康发展的极端低下、极端落后的初始条件。诚如1956年毛泽东所言：过去说中国是"老大帝国"，"东亚病夫"，经济落后，文化也落后，又不讲卫生，打球也不行，游水也不行，女人是小脚，男人留辫子，还有太监。总而言之，坏事不少。[②] 毛泽东所领导的新中国正是从这一低起点下，开创现代中国健康发展之路。当时，毛泽东并不悲观，他相信：萧瑟秋风今又是，换了人间。[③] 他认为，1949年之后，经过六年的改革，我们把中国的面貌改变了。[④]

经过六十年多之后，中国人口健康指标明显改善，已经超过世界主要健康指标平均水平，处于发展中国家前列，已经成为名副其实的"东方巨人"。

---

① 庞松：《毛泽东时代的中国（1949 - 1976）》（一），北京：中共党史出版社，2003年，第147～153页。
② 毛泽东：《增强党的团结，继承党的传统》，1956年8月30日，《毛泽东文集》，第七卷，北京：人民出版社，1999年。第87页。
③ 毛泽东：《浪淘沙·北戴河》，1954年夏，《建国以来毛泽东文稿（第四册）》第一版，中央文献出版社，1990年，第526页。
④ 毛泽东：《增强党的团结，继承党的传统》，1956年8月30日，《毛泽东文集》，第七卷，北京：人民出版社，1999年，第87页。

从国际比较看，人民健康水平已经超过世界高人类发展组水平。其中，到 2015 年，中国人口平均预期寿命提高至 76.34 岁，比 1949 年之前提高了 41 岁之多，也高于同期世界高人类发展水平组的 75.1 岁（2014 年数据），健康总人力资本（人均预期寿命×总人口）达到 1014 亿人岁。相当于新中国成立前的 5.4 倍，也相当于美国的 4 倍，还相当于印度的 1.2 倍，是世界健康总人力资本最大的国家，堪称为"东方巨人"。孕产妇死亡率下降至 20.1/10 万，比 1949 年减少了 98.7%，也接近世界高收入组的 17/10 万（2013 年数据）；婴儿死亡率下降至 8.1‰，比 1949 年减少了 96.0%；5 岁以下儿童死亡率下降至 10.7‰，比 1949 年减少了 10.7 个千分点，已经低于世界高人类水平组的 13.9‰。各类指标均呈现大幅度下降。

今天，全国人口平均预期寿命是 76.3 岁，像北京、上海、天津这些地区，人口平均预期寿命分别达到了 81.95 岁、82.8 岁、81.1 岁，[①] 在全国率先进入"80 岁后"，已经超过了美国人口平均预期寿命 79 岁，相当于美国用了 195 年（1820～2015 年）的时间，而这些地区也用了 1/3 左右的时间就达到并超过了美国的人均预期寿命。到 2030 年，全国人均预期寿命将达到 79 岁，也是用了 80 年左右的时间。诚如诺贝尔经济学奖获得者罗伯特·福格尔对中国健康革命的高度评价：欧洲和美国花了 150

---

① 根据第六次全国人口普查数据计算，国家统计局编：《中国统计年鉴 2012》，北京：中国统计出版社，2012 年，第 106 页。

年时间才从高死亡率的阴霾里走出来，达到今天平均寿命超过70 岁的高水平。而在中国则在很短的时间内便完成了这种变化。①

中国作为世界人口最多的国家，用了六十多年的时间，不仅从"一穷二白""一大二弱"的绝对贫困人口之国，经过经济现代化，转变为世界第二大经济体的全面小康社会，而且从"东亚病夫"之国，经过人的现代化，转变为"东方巨人"，成为世界健康总人力资本最大之国。诚如习近平总书记在全国卫生与健康大会上所言：经过长期努力，我们不仅显著提高了人民健康水平，而且开辟了一条符合中国国情的卫生与健康发展道路。②

这次全国卫生与健康大会为推进健康中国制定了更宏大的中长期发展蓝图，旨在加快推进健康中国建设，努力全方位、全周期保障人民健康，为实现"两个一百年"奋斗目标，实现中华民族伟大复兴的中国梦打下坚实健康基础，再创人间奇迹。也如同 1949 年新中国成立之前，毛泽东的伟大预言：世间一切事物中，人是第一个可宝贵的。在共产党领导下，只要有了人，什么人间奇迹也可以造出来。③

---

① Population Division of the Department of Economic and Social Affairs of the United Nations Secretariat, *World Population Prospects*: *The* 2012 *Revision*, http：//esa. un. org/unpd/wpp/index. htm
根据国家统计局估计（1999），在 1949 年之前中国人口预期寿命不足 35 岁。
② 新华社，北京，2016 年 8 月 20 日电。
③ 《毛泽东选集》（第四卷），北京：人民出版社，1991 年，第 1512 页。

表 5 - 1　人口预期寿命的国际比较（1820 ~ 2014）　单位：岁

年份	1820	1900	1950	1999	2014	1950 ~ 2014 变化量
法国	37	47	65	78	82.2	17.2
德国	41	47	67	77	80.9	13.9
意大利	30	43	66	78	83.1	17.1
荷兰	32	52	72	78	81.6	9.6
西班牙	28	35	62	78	82.6	20.6
瑞士	39	56	70	79	83.0	13
英国	40	50	69	77	80.7	11.7
西欧平均	36	46	67	78		
美国	39	47	68	77	79.1	11.1
日本	34	44	61	81	83.5	22.5
俄国	28	32	65	67	70.1	5.1
中国	n. a.	24	41 (35)	71	76.3 (2015)	35.3
印度	21	24	32	60	68.0	36
亚洲平均	23	24	40	66		
非洲平均	23	24	38	52		
拉丁美洲平均	27	35	51	69		
世界平均	26	31	49	66	71.5	22.5

资料来源：Angus Maddison, The World Economy：a Millennial Perspective, *OECD*, *Table 1 - 5a*, 2001；中国数据系 *G. W. Barclay, et al., a Reassessment of the Demography of Traditional Rural China, Population Index, Winter, pp. 606 - 635, 1976 and J. Z. Lee, and F. Wang, Forthcoming, Malthusian Mythology and Chinese Reality：the Population History of one Quarter of Humanity：1700 - 2000*；括号内数据系中国国家统计局估计的 1949 年以前的数据。

表 5 - 2　健康中国主要指标（2015～2030）

指标	2015 年	2020 年	2025 年	2030 年	高人类发展组 c	极高人类发展组 c
人口平均预期寿命（岁）	76.34	77.3	78.3	79.0	75.1（2014）	80.5（2014）
人口平均健康预期寿命增加（岁）		[1]	[1]	[0.7]		
婴儿死亡率（‰）	8.1	7.5b	6.1	5	12.0（2013）	5.1（2013）
5 岁以下儿童死亡率（‰）	10.7（2014）a	9.5b	7	6.0	13.9（2013）	6.0（2013）
孕产妇死亡率（1/10 万）	20.1	18b	14.1	12.0	57（上中等收入，2013）d	17（高收入组，2013）d

注：①国内生产总值按 2015 年价格计算；②［　］内为五年累计增加数。

数据来源：a. 国家统计局编：《中国统计年鉴 2015》，第 743 页。

b. 参见《国家"十三五"规划纲要》，2016 年 3 月。

c. 来源于 UNDP《2015 年人类发展报告》，表 1 和表 9。

d. 数据来源：World Bank, World Development Indicators，2015 年．2020 年、2030 年数据系作者估算。

三　基础：社会主义制度优越性

中国社会主义现代化的本质上是人的现代化，人的现代化本质上是人力资本投资，对人的投资是最有收益的投资，是最根本性的投资。一个国家的现代化过程就是不断对人民进行投资的过程，而健康、教育、人才、科技等投资是基础性、关键性、长期性的人力资本投资，通过投资形成累计性的健康资本、教育资本、人才资本、科技资本存量，进而产生健康红利、教育红利、人才红利、科技红利（指主要发展指标）等，不仅明显地弥补我国人口红利下降的负面效应，而且还会对我国经济社会产生长期的人力资本红利。

一个多世纪前，外国人称中国人为"东亚病夫"，1949年之前，中国的人均预期寿命是35岁，婴儿死亡率高达200‰。

新中国成立后，中国走出了自己的健康发展道路，实现了从"东亚病夫"到"东方巨人"的转变。从基本国情来看，中国用占世界总量10%的耕地资源、6.5%的水资源养活了世界1/5的人口，但很少有人知道，中国用世界少之又少的公共卫生资源比重，为占世界人口1/5的人口提供了庞大的公共卫生和基本医疗服务。

新中国成立之初，中国就创新了世界独特覆盖全民的"大卫生""大健康"卫生医疗制度，以基层预防为主，开展爱国卫生运动，创新农村医疗合作网络，覆盖90%以上的农村人口。到1981年，全国人口平均受教育年限达到67.9岁，在可统计的124个国家中，排列第52位，而人均GDP在第122位，[1] 这为改革开放及经济起飞奠定了最重要的健康人力资本。总健康人力资本（人均预期寿命与总人口之乘积），从1949年的189亿人岁增至1981年的679亿人岁，是1950年的3.59倍。

尤其是进入21世纪以来，首先，中国建立了全民基本医保制度，覆盖了95%以上的城乡居民，已经超过13亿人，是世界上最大的基本医疗保障网；其次，大幅度增加了对人民健康的投入，仅

---

① 联合国开发计划署、国务院发展研究中心：《中国人类发展报告2016：通过社会创新促进包容性的人类发展》，表2.2，中国出版集团中译出版社，2016年8月版。

"十二五"时期，政府卫生支出累计额达到48 554.2亿元，个人卫生支出占全国卫生总经费比重大幅度下降，卫生总费用占GDP比重从2010年的4.89%上升至2015年的6.0%，提高了1.11个百分点，创下了历史纪录，是迄今为止世界上规模最大的卫生投资之一，尤其是在2008年金融危机之后，全世界各大国都在削减医疗卫生开支，与此同时，中国医疗卫生支出占世界总支出的比重明显提高，从2010年的5.25%上升到了2014年的7.40%；再有，恢复并建成覆盖城乡的基本医疗卫生服务网络，加强了以全科医生为重点的基层医疗服务人才队伍建设；第四，基本公共卫生服务免费向城乡居民提供，基本公共卫生服务均等化水平明显提高。

上述健康投资使得我国主要健康指标明显改善，人口平均预期寿命由2000年的71.40岁提高至2015年的76.34岁，15年间提高了近5岁，平均每年提高0.33岁，明显高于1982～2000年平均每年0.18岁，预计到2020年，中国人均预期寿命将达到77.34岁，孕产妇死亡率、新生儿死亡率、婴儿死亡率、5岁以下儿童死亡率都呈现了较大幅度的下降。这说明，我国既提前实现了"十二五"规划的健康目标和指标（如人均预期寿命提高1岁，实际提高了1.5岁），也提前实现了国际社会"千年发展目标（MDG）"中健康指标，主要健康指标已超过高人类发展组平均水平；从健康总人力资本角度看，2015年已达到1014亿人岁，相当于新中国成立前的5.4倍，也相当于美国（79.1岁×3.23亿人＝255亿人岁）的3.98倍，还相当于印度（68.0岁×12.67亿人＝862亿人岁）的1.18倍，是世界健康总人力资本最大的国家，堪称"东方巨人"。

所有这些努力都为推进健康中国建设奠定了医保制度、医疗服务体系的基础，通过医疗体制改革为我国创造出了巨大的"健康红利"，是全面建成小康社会，全面建设健康中国的重要标志。

新中国六十多年的健康发展之路，即从"东亚病夫"到"东方巨人"之路，是中国总道路的具体道路。在极低收入条件下，能够实现这一点的关键在于社会主义制度优越性，集中力量办大事，是我国国家治理现代化能力提高的重要标志。以人均期望寿命为例，作为一个关键指标，其所体现的不只是医疗卫生问题，非卫生方面也做出了大量的社会贡献，比如，我国的自杀人口数量大幅度下降，交通事故死亡人数大幅下降，谋杀率明显下降，且接近北欧国家水平（为1.0%左右），甚至相当于美国的近1/5,[1] 这都是提高预期寿命的重要指标，因此，人口预期寿命指标的含金量不只是反映了卫生健康，直接或间接的反映了社会和谐、人身安全等社会进步程度。

四　顶层设计体现"五个全"

在取得如此巨大成就的情况下，目前推进健康中国建设主要的难点在于，投入严重不足。

---

[1]　联合国开发计划署（UNDP）：《2015年人类发展报告》，表14，联合国开发计划署（UNDP）出版发行，2015年。

一是卫生与健康人力资源投入不足。全国卫生人员总数从1978年的788.3万人，而后，下降、再上升，直到2010年才超过1978年的总人数，到2015年提高至1069.4万人，增长了35.7%，而同期全国服务业从业人数从4890万人上升至32839万人，相当于1978年的6.7倍，无论是在全国总就业人口中，还是在服务业就业人口中，卫生行业的比重都是持续下降的，与全社会对卫生与健康的巨大需求成为最突出的矛盾，从国际比较看，每万人口医生数、护士数等指标也低于中等收入国家水平。

二是卫生健康投资严重不足。根据我们的按购买力平价方法计算，1995年之前，中国医疗卫生支出占世界总量比重不足1%，而中国总人口占世界总数比重为21%以上，两者之倍数在21倍以上，到2000年，分别为1.84%和20.65%，两者之倍数减少至11.2倍，2010年分别为4.50%和19.32%，两者之倍数减少至4.3倍，截至2014年，分别为7.40%和18.79%，两者之倍数减少至2.5倍，这就意味着中国人均医疗卫生支出仅相当于世界平均水平的40%，一方面，中国在健康人力资本投资效率非常高，因为中国的主要健康指标都高于世界的平均水平；另一方面也反映了，长期以来，中国卫生健康投资严重不足。与此相反，中国"硬件投资"特别是固定资产投资占GDP比重相当于世界同一比重的两倍以上。

由此可知，就是要增加对"软件投资"，即对人力资本的投资。其中，从医改以来，全社会用于卫生总经费占GDP的比重不断提高，从 2010 年的 4.89% 提高至 2015 年的 6.0%，提高了 1.11 个百分点，累计投资达到 5.41 万亿元，其直接效果对 "十二五" 时期改善全国人民健康状况，为 "十二五" 时期人均预期寿命提高 1 岁提供了重要财力支撑。

中国的人均卫生支出低于全世界平均水平，要用非常少的公共卫生支出服务十几亿人口，是个长期过程，既要实现公平，还要讲求效率，而且我国应对医改 "世界难题" 已经取得显著成绩，在较高的健康水平基础上，提升意味着更加困难。

这就需要以人为本，促进人的全面发展，全面了解、正确认识、必须遵循人的发展生命周期。而这也是制定五年规划的微观基础，即从人的发展生命周期出发，对不同阶段进行各种持续的人力资本投资，建立符合人的生命全周期、城乡人口全覆盖、人民健康保障全方位的大健康战略体系，形成 "知、防、医、护、养" 五位一体的 "大健康" 服务平台和网络，充分反映在 "健康中国 2030" 纲要的创新之中。

首先，健康中国的核心要义就是以人民为中心，本质上就是进一步提高全体人民健康水平。其次，实现 "大健康"，以治病为中心转变为以人民健康为中心，基本公共服务的 "五个全"：

第一，健康中国是按照人的发展生命 "全周期" 来设计，即从胎儿到生命终结的全周期，从年龄维度看，婴儿出生前后期，幼儿期，儿童期，少年期，青年期，成年期，老年期，高龄期（80 岁以上），从健康指标来看，就是不断降低孕产妇死亡率、婴儿死亡率、5 岁以下儿童死亡率等核心指标。

第二，各类健康服务"全过程"，从卫生与健康的服务维度来看，包括全民医疗卫生服务、全民健康监测、全民健康教育、全民疾病预防、全民医疗卫生保障、全民健身服务、环境治理、食品药品安全等方面，使人民群众享有公平可及、系统连续的预防、治疗、康复、健康促进的健康服务。

第三，健康中国本质上是涵盖不同类型的"全人群"，包括少年儿童健康、中小学卫生健康、妇女健康、老人健康、少数民族人口以及其他特殊人群健康等，尤其是贫困地区学生和人口。

第四，健康中国政策融入现代化"全局"，这包括健康服务政策、健康保障政策、健康环境政策、发展环境产业政策、普及健康和健身生活知识教育政策等。

第五，健康中国创造的健康福祉惠及"全体人口"，实现全体人民共同建设健康中国、共同分享健康中国，即共享共建。

健康中国包含四个层次：健康家庭（个人）、健康社区（学校、企事业等）、健康城市（农村）、健康国家。健康中国治理包括三个主体：即政府主导建设"健康中国"、社会倡导建设"健康社区"、人民共同建设"健康之家"，形成覆盖全体人民的健康服务体系，各主体扮演不同角色，相互补充，形成合力，从而实现全体人民的健康水平不断提高，到 2030 年使我国主要健康指标达到世界极高人类发展组水平，实现"人人健康、全民健康；人人幸福，全民幸福"。

五　健康中国建设的"三步走"

在社会主义现代化"五位一体"（经济建设、文化建设、政治建设、社会建设、生态文明建设）的总体布局中，健康始终需要优先发展、重点发展、全面发展，以全民健康促全面小康，到2030年基本实现健康中国，这既是十几亿中国人民共同发展的目标，又是发展的能力，还是发展的手段。

"健康中国"的战略目标分为总体目标和具体目标两部分。

从总体目标来看，建设健康中国战略目标分为"三步走"：

第一步，到2020年，主要健康指标进入高人类发展组国家前列。基本建立覆盖城乡居民的基本医疗卫生制度，健康服务体系完善高效，人人享有基本医疗服务和基本体育健身服务基本形成新兴快速成长的体系及大健康统计口径，人人运动，人人健康的社会风尚和文化氛围得到大力弘扬，居民健康素养明显提高，基本建成健康中国。

第二步，到2030年，主要健康指标达到极高人类发展组水平。基本医疗卫生制度更加成熟、更加完善，"大健康"体系基本形成，各类健康、健身公共服务，实现人的生命发展全周期（从胎儿到生命终结）；服务全过程、城乡人口全覆盖，健康福祉惠及全民，健康产业成为支柱性新兴产业，形成健康社会文明，健康生活方式全面普及，实现经济社会与健康协调互动发展，全面建成健康中国。

到那时，我国人均总国民收入虽然仍比极高人类发展组低得多，但是我国主要健康指标均达到极高人类发展组水平。这是实现健康中国战略目标的国际标志。

为了实现 2030 年健康中国的奋斗目标，在战略部署上可分为三个五年规划分步走，每隔五年上一个大台阶，不断逼近并达到极高人类发展组健康水平。

第三步，到 2050 年，在基本实现社会主义现代化第二个百年目标的同时，建成与之相适应、相支撑的健康中国，我国主要健康指标进入世界前列，尽管我国总人口居世界第二，但我国健康总人力资本依然居世界首位。

2030 年"健康中国"的具体目标是：

实现更高水平的健康。人均预期寿命达到 79.0 岁，人均健康预期寿命提高 2.66 岁；婴儿死亡率、5 岁以下儿童死亡率、孕产妇死亡率均持续下降，达到极高人类发展组水平。

健全全民医疗保障体系。随着人均收入和消费水平不断提高，个人或家庭用于医疗保健支出呈现高增长弹性，有助于不断调整人均医保筹资，包括政府补助标准和个人缴纳标准，实现可支付平衡、可持续发展；全面实施居民大病医疗保险制度，使保险者实际报销比例合理提高；促进商业健康保险发展；加快推进基本医保异地就医结算，实现跨省异地安置退休人员住院医疗费用直接结算。整合城乡居民医保政策和经办管理；建立长期护理保险制度。

加强重大疾病防治。法定传染病发病率（特别是肺结核发病率）、重大慢性病过早死亡率明显下降，有效防控心脑血管疾病、糖尿病、恶性肿瘤、呼吸系统疾病等慢性病和精神疾病。加强重大传染病防控，降低全人群乙肝病毒感染率，艾滋病疫情控制在低流行水平。

基本公共卫生服务水平明显提高。完善国家基本公共卫生服务项目和重大公共卫生服务项目，提高服务质量效率和均等化水平。提升基层卫生服务能力。加强妇幼健康、公共卫生、肿瘤、精神疾病防控、儿科等薄弱环节能力建设。加强口岸卫生检疫能力建设，严防外来重大传染病传入。开展职业病危害普查和防控。增加艾滋病防治等特殊药物免费供给。加强全民健康教育，提升健康素养。实行国民营养计划和心理健康服务。

实现人人享有基本医疗卫生服务。提高对医疗保健质量满意度，电子健康和个人账户档案建档率人口全覆盖。优化医疗机构布局，推动功能整合和服务模式创新。每千人口执业（助理）医师数达到3.0名。提升健康信息服务和大数据应用能力，发展远程医疗和智慧医疗。

倡导现代的文明的健康生活方式。不仅是"治病"，更是"治未病"；降低亚健康、提高身体素质、减少痛苦，做好健康保障、健康管理、健康服务；帮助人们从透支健康、治疗为主的生活方式转向呵护健康、人人健身、预防为主的健康生活方式。

建成全民健身社会。健康的核心是健身，人人参与、人人健身、人人快乐、人人健康、人人幸福，健康的含义不只是医疗卫生，包括全民健身和健康两种方式，而主动型的全民健身更重要。这就需要提高经常参加体育锻炼比例，实施全民健身战略，发展体育事业，加强群众健身活动场地和设施建设，推行公共体育设施免费或低收费开放。实施青少年体育活动促进计划，完善青少年体质健康监测体系。发展群众健身运动，推广科学健身指导。促进群众体育与竞技体育全面协调发展。

形成健康生产生活环境。有效控制健康风险，法定产染病发病率（特别是肺结核发病率）、重大慢性病过早死亡率、单位GDP 生产安全事故死亡率明显下降，全国空气质量、水环境质量得到明显改善。实施食品安全战略，提高食品安全标准，实现食品药品安全监管全覆盖、可追溯。公共场所全面禁烟，降低15 岁以上人群吸烟率。

健康服务业成为支柱性服务业。健康服务业（包括体育产业等）总规模达到 16 万亿元（2015 年价格），成为我国支柱性服务业。基本形成覆盖全生命周期、内涵丰富、结构合理的健康服务业体系，打造一批国际知名品牌和良性循环的健康服务产业集群，并形成较强的国际竞争力，满足人民群众社区化、家庭化、个性化的健康服务需求。

6

合力建设一个人民健康长寿的中国^①

——关于健康中国建设的目标、任务和重点的初步思考

何传启

何传启，1962年生，湖北人。中国科学院特聘研究员（二级研究员），1983年毕业于武汉大学生物系，现任世界现代论坛学术委员会联合主席、中国科学院中国现代化研究中心主任、中国现代化战略研究课题组组长、中国科学院大学《现代

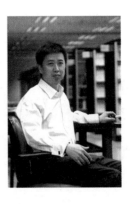

① 本文是《"健康中国2030"规划纲要》综合平行研究总报告的改写版。本研究得到国家卫生计生委规划与信息司的资助。在研究过程中，参考了国家卫生计生委的《"健康中国2030"规划纲要》基本思路和《健康中国2020战略研究报告》等，借鉴了"健康中国2030"规划纲要专家组第一次会议部分专家的观点。课题组成员包括：何传启、刘雷、李扬、李力和赵西君等。

化科学导论》首席教授等。1985 年以来发表学术论文 100 多篇，出版学术著作 35 部，包括《第二次现代化丛书》10 部、《中国现代化报告》系列 19 部、《世界现代化报告》系列 3 部和《第六次科技革命的战略机遇》等。

健康长寿不仅是人类发展的一个核心目标，而且是我国人民的一个共同愿望。"健康中国"既是人民健康长寿的中国，也是国民健康生活和健康服务水平达到世界先进水平的中国；它不仅是中国现代化的一个战略目标，而且是一种新的生活方式和发展模式。全面推进健康中国建设，需要集思广益。本文从健康需求和健康现代化的角度，简要讨论健康中国建设的目标、任务和重点。

一 健康中国建设的目标分析

健康中国建设的目标分析，大致有三种视角，即从健康治理角度、从健康服务供给角度、从健康生活需求角度。通俗地说，就是从政府角度、从医院角度、从社会角度（需求角度）进行分析。本文是从健康需求和健康现代化研究的角度，分析健康中国建设的目标。

（一）健康中国建设的宗旨

健康不仅是没有疾病和虚弱，而且是身体的、精神的、道德的和社会适应的良好状态。健康是人的基本权利，是人生的首要财富。

"健康中国"具有多层含义。首先，健康中国是一个发展目标，是人民健康长寿水平达到世界先进水平的中国。其次，健康中国是一种生活方式，是人人拥有健康理念和健康生活，家家享有健康服务和健康保障的生活方式。第三，健康中国是一种发展模式，是"把人民健康放在优先发展的战略地位，把健康融入所有政策，努力实现全方位和全周期保障人民健康"的国家发展模式。

从健康需求角度看，健康中国建设的宗旨是：促进全民的健康长寿，实现"健康生活少生病、有病早治早康复、健康服务全覆盖、优质公平可持续"的健康理念。健康中国建设，需要全民参与，需要优质医护服务，需要健康能力来保障，需要社会各界通力合作（表6-1）。

表6-1　健康中国建设的行动框架

项目	健康生活 行动议程	健康医护 优质工程	健康能力 提升工程
行为 主体	个人和家庭 公共卫生机构	医护机构 患者	政府部门 健康机构
健康 理念	少生病	早康复	全覆盖、可持续
战略 目标	控制健康风险 "健康生活少生病"	提升健康质量 "有病早治早康复"	增强健康能力 "优质公平可持续"
基本 任务	提升全民健康素质 控制和降低健康风险	提升患者健康质量 提升健康医护质量	提高健康服务和健康保障 的能力，减少健康不平等
重大 举措	健康生活全程规划 健康生活行为指南	医护服务流程再造 社区医院标准化	分工合作制国民健康 体系健康中国指标体系

（二）健康中国建设的基本原则

牢固树立创新、协调、绿色、开放、共享的发展理念，以提高全民健康水平为核心，以控制健康风险、提升健康医护质量和国家健康能力为抓手，建立全民参与、全程覆盖、分工合作、健康生活和健康服务相互促进的国民健康体系，不断满足人民日益增长的健康需求。

1. 健康优先

没有健康国民就没有健康中国。健康是工作和生活的生理基础，是民族强盛和国家发达的重要标志，健康理应摆在工作和生活的优先位置。把健康理念融入日常生活和所有政策。建立健康影响评价制度，加快形成有利于提高健康水平的健康生活方式和经济社会发展模式。

2. 质量优先

健康服务，质量第一。建立健康生活和健康服务的全面质量管理体系，大幅提升健康生活、健康服务、健康用品和健康环境的质量，提高全民的健康水平和健康满意度。

3. 公平优先

以人为本，服务全民。优先普及基本公共健康服务。逐步缩小城乡和地区之间的健康服务和健康水平的差异，不断改善健康公平性。坚持基本健康服务的非营利性，同时鼓励营利性健康服务的适度发展，满足人民生活水平提高后的多样化健康需求。

4. 共建共享

按照人人参与、人人享有的要求，动员全社会的积极参与，形成健康文化和健康生活方式。促进健康服务的提供方和接受方的相互理解和信任，实现合作共赢（表6-2）。

表6-2 健康中国建设的基本原则和工作思路

项目	主要内容
宗旨	促进全民的健康长寿
基本原则	健康优先、质量优先、公平优先、共建共享
基本理念	健康中国，人人有份；健康生活，家家有责 健康服务，全民覆盖；健康保障，强度递进 健康促进，预防为主；健康体系，分工合作

（三）健康中国建设的战略目标

"健康中国"既是中国现代化的一个核心目标，也是中国现代化的一个国家战略。因为没有健康现代化就没有人的现代化，没有人的现代化就没有国家现代化。健康中国建设应有自己的战略目标。

1. 健康中国建设的总目标

提升全民的健康质量和健康寿命，提升健康服务的水平和质量，提升健康保障和健康治理的能力和效率；建成高效可持续的"分工合作制国民健康体系"和"从胎儿到生命终点"的全程健康服务和健康保障新机制，人民健康生活满意度大幅提高。

分工合作制国民健康体系（图6-1），是全民参与、全程覆盖、分工合作、责权明确的整合型健康体系。其主要特点是：以促进全民的健康长寿为宗旨，以信息技术为支撑，分工明确，责任到人，健康生活和健康服务相互促进、经济与社会相互支撑。其主要功能是：为全民提供"从胎儿到生命终点"的全程健康服务和健康保障。

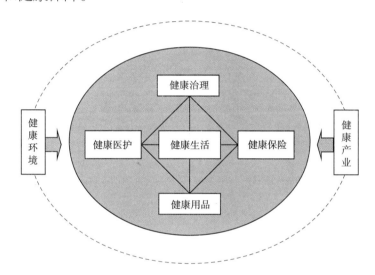

图6-1 分工合作制国民健康体系的结构示意图（钻石模型）
注：国民健康体系包括五个子系统和两个影响因子。

2. 健康中国建设的2020年目标

基本实现健康服务的现代化，人民健康水平全面超过世界平均水平，公共卫生和医护服务的能力全面超过世界平均水平；基本建立分工合作制国民健康体系，人人享有公共卫生和基本健康服务；部分实现"少生病、早康复、全覆盖、可持续"的健康理念。

2020 年核心指标：平均预期寿命达到 78 岁，每千人医生数和护士数分别超过 2.5 个和 4 个，健康费用占 GDP 比例超过 7%，健康产业增加值比例和劳动力比例分别约为 5% 和 7% 等（表 6 − 3）。

表 6 − 3　健康中国建设的核心指标和预期目标

指标	单位	基线水平	基线年份	2020	2025	2030
平均预期寿命（出生时）	岁	75.8	2014	78.0	79.0	80.0
平均健康寿命	岁	68.0	2013	69.0	70.0	72.0
婴儿死亡率（逆指标）	‰	9.2	2015	8.3	7.5	6.8
每千常住人口医生数	人	2.1	2014	2.5	2.9	3.3
每千常住人口注册护士助产士数	人	2.2	2014	4.0	5.2	7.6
每千常住人口医疗床位数	张	4.8	2014	5.2	5.8	6.4
出院者平均住院天数（逆指标）	天	9.6	2014	8.7	7.8	7.1
城乡医疗保险参保率	%	95.0	2015	97.0	98.5	100.0
人均健康费用	美元	420	2014	1500	2400	4500
健康费用支出占 GDP 比例	%	5.5	2014	7.1	8.8	10.9
健康产业增加值占 GDP 比例	%	1.9	2013	5.0	6.0	7.5
健康产业劳动力占就业劳动力比例	%	3.0	2013	7.0	8.0	10.2

注：健康产业：国际标准行业分类 4.0 版 Q 类（人体健康和社会工作）。中国健康产业数据为"卫生、社会保障和社会福利业"的数值，健康产业劳动力为估计数。

3. 健康中国建设的 2030 年目标

基本实现健康质量的现代化，人民健康质量达到发展中国家的领先水平，健康生活和健康服务的质量处于发展中国家的前列；建成分工合作制国民健康体系，人人享有高质量的健康生活、健康服务和健康保障；全面实现"少生病、早康复、全覆盖、可持续"的健康理念。

2030 年核心指标：平均预期寿命超过 80 岁，平均健康寿命超过 72 岁，每千人医生数和护士数分别超过 3 个和 7 个，健康费用占 GDP 比例超过 10%，健康产业增加值比例和劳动力比例分别约为 7% 和 10% 等（表 6 - 3）。

4. 健康中国建设的地区目标

我国地区发展不平衡，推动和实现基本健康服务均等化是一个重要目标。与此同时，发展水平比较高的地区，可以适度调高健康战略的发展目标；发展水平比较低的地区，可以适度调低发展目标。不同地区可以因地制宜，制定和实施符合本地条件的地区健康战略。

二 健康中国建设的任务分析

从健康现代化和健康需要的角度看，健康中国建设需要完成三项基本任务：控制健康风险、提升健康医护质量、增强国家健康能力。

（一）全面控制健康风险

不生病或少生病是正常人的基本愿望，但影响身心健康的因素非常多，健康风险普遍存在。这就要求我们，多管齐下，全面控制和降低健康风险，提高人民的健康水平。

基本任务：实施健康生活行动议程，制定健康生活全程规划，发布健康生活行为指南，普及健康生活方式，优化公共卫生服务，降低社会和环境因素的健康风险，实现"健康生活少生病"的健康理念。

（二）全面提升健康医护质量

生老病死是生命的本质特征。我们要做的是一旦生病，能够快捷和优质地恢复健康，提升患者的健康质量。在恢复和提升患者健康质量的同时，促进全民健康质量的提高。

基本任务：实施健康医护优质工程，推进"以患者为中心"的医护服务流程再造和社区医院标准化，为患者提供及时的、高质量的医护服务，实现"有病早治早康复"的健康理念。

（三）全面增强国家健康能力

国家健康能力指满足国民健康生活和健康服务需要的国家能力。国民健康需要是与时俱进的，健康能力建设要适度超前。

基本任务：实施健康能力提升工程，建立分工合作制国民健康体系（表6-4），构建健康中国指标体系，重点提高健康服务、健康保障和健康治理能力；同时，改善健康环境建设，发展健康产业；实现"健康服务全覆盖、优质公平可持续"的健康理念。

表 6-4　建立分工合作制国民健康体系

项目	主要内容
定义	全民参与、全程覆盖、分工合作、责权明确的整合型国民健康体系
功能	促进全民的健康长寿，以及经济与社会的协调发展
组成	健康生活服务体系（公共卫生服务体系）、健康医护服务体系、健康保险体系、健康医药体系和健康治理体系
措施	建立"以健康为中心"的健康生活服务体系。明确个人和家庭、公共卫生机构、相关政府部门的职责
	建立"以患者为中心"的健康医护服务体系。医护服务：公立医院和非营利医院占80%、私立医院20%。初诊医护服务：社区医院等占80%、普通医院占20%
	建立"全覆盖可持续的"健康保险体系，完善大病保险制度
	建立"高质量高水平的"健康医药体系，完善国家基本药物制度
	建立"合理高效的"健康治理体系，提高政府健康治理能力
	建立个人、健康服务和健康保险机构之间的沟通合作机制
	建立五大健康体系之间的合作机制，实现五大健康体系的功能整合
	加快健康信息化建设，实现五大健康体系的数字化系统整合

三　健康中国建设的重点分析

建设健康中国，人人有份，家家有责。个人、医院和政府部门的职责不同，但都可以发挥不可替代的作用。目前，健康中国建设需要关注三个重点：健康生活、健康医护质量和健康能力建设。

（一）实施健康生活行动议程，实现"健康生活少生病"

健康中国，从我做起。树立健康观念，掌握健康知识，养成健康习惯，完善健康行为，维护公共卫生。简单地说，就是普及健康生活，实现"健康生活少生病"的健康理念，提升全民健康水平。

健康生活是有利于全面健康的日常生活，涉及全民的健康观念、健康行为、健康环境和公共卫生服务等方面，涵盖人生的全生命周期和患者医护过程以外的全部健康相关因素。

健康生活行动议程是促进国民健康长寿的议程。它要求坚持"以健康为中心"的原则，全民动员，全员参与，全程规划，全域覆盖，分工明确，责任到人，建设一个人民健康长寿的社会。

其主要内容包括：健康生活全程规划、健康生活行为指南、母婴健康平安计划、儿童健康成长计划、职业人群远离亚健康计划、健康老人计划、全民健康素养促进行动计划、全民健身活动计划、公共卫生服务能力倍增计划、健康环境改善计划等（表6-5）。

表6-5 健康生活行动议程的行动框架

项目	婴幼儿 (0~3岁)	学习期 (3~18岁)	工作期 (18~60岁)	退休后 (60岁以上)
重点领域	孕期保健 平安分娩 新生儿健康 婴幼儿健康 婴幼儿营养 意外伤害	健康素养 营养与超重 适量运动 心理健康 充足睡眠 视力与口腔 性和青春期 健康习惯 意外伤害	健康素养 合理膳食 适量运动 心理和精神健康 充足睡眠 药物、烟草和 酒精 性和生殖健康 慢性病和职业病 意外伤害	健康素养 合理膳食 适量运动 心理和精神健康 适量睡眠 药物、烟草和酒精 健康护理 慢性病和老年病 意外伤害
行动计划	母婴健康平安计划	儿童健康成长计划	职业人群远离亚健康计划	健康老人计划
	全民健康素养促进行动计划、全民健身活动计划、重大疾病和传染病防控计划、公共卫生服务能力倍增计划、健康环境改善计划			
重大项目	健康生活全程规划、健康生活行为指南			
核心目标	让14亿人少生病或不生病,提高健康长寿人口的比例,降低可以避免疾病的发生率,提高健康水平和生活质量,降低健康服务的社会成本			

　　健康生活全程规划,是从全生命周期和全民覆盖的角度,对国民的健康理念、健康行为、健康环境、健康生活服务和基本健康状况进行系统设计、动态监测和综合评估,提供促进和改善全民健康生活的健康咨询、健康指导、健康服务和健康管理。可五年修订一次。

　　健康生活行为指南,以健康生活全程规划和《中国公民健康素养》为基础，针对健康生活重点领域的健康观念和健康行为，设计具体的操作细则，提供一份健康生活的"健康说明书"。可五年修订一次。

1. 婴幼儿期的健康生活

从新生命孕育开始到入幼儿园前；包括胎儿期（受孕至出生）、新生儿期（0～28天）、婴儿期（28天至1岁）和幼儿期（1～3岁）。

健康责任：父母是第一责任人，相关健康机构是第二责任人。

健康风险：孕妇健康、胎儿健康、平安分娩、母乳喂养、婴儿呵护、婴幼儿营养、婴幼儿免疫、意外伤害等。

健康行动：健康育儿，母子平安。

父母：鼓励孕前检查。学习健康生殖和健康育儿的知识和技能。做好婴幼儿期的自身保健。提倡母乳喂养，精心呵护自己的宝宝。

健康机构：为服务对象建立《孕产妇保健手册》和《0～6岁儿童保健手册》，提高孕产妇和0～3岁儿童的健康管理质量。落实住院分娩补助制度，向孕产妇免费提供生育全过程的基本医疗保健服务。

健康部门：组织实施母婴健康平安计划，建立覆盖城乡居民，涵盖孕前、孕期、新生儿各阶段的出生缺陷防治免费服务制度；全面实施贫困地区儿童营养改善和新生儿疾病筛查项目；提高孕产妇和 0 ~ 3 岁儿童的健康管理率，降低出生缺陷率和孕产妇死亡率，提高生殖和妇幼健康水平。以省市为单位，组织专家集中编写适合本地区的《孕产妇保健指南》和《健康育儿指南》，开展健康育儿教育。

2. 学习期的健康生活

从 3 周岁到高中毕业，包括学龄前期（幼儿园期，3 岁至入小学前）、学龄期（7 ~ 12 岁）和青春期（12 ~ 18 岁）。

健康责任：幼儿园期，父母和所在幼儿园是第一责任人，相关健康机构是第二责任人。学龄期和青春期，父母和所在学校是第一责任人，学生和相关健康机构是第二责任人。

健康风险：营养不良和肥胖、近视、龋齿、贫血、心理健康、性发育和性健康、早孕、不健康习惯、意外伤害、传染病等。

健康行动：健康成长，素质第一。

父母：学习儿童和青少年健康知识，为孩子提供健康生活的家庭指导和合理膳食，及时发现和纠正孩子的不健康行为。

幼儿园：改善园区健康环境，配合健康机构做好儿童健康管理，培养孩子的健康意识和健康习惯。

学校：改善校园健康环境，做好疾病预防和学生体检，开展健康教育和体质健康达标活动，培养学生的健康理念和健康习惯。

学生：学习健康知识，养成健康习惯，每天锻炼一小时。

健康机构：建立与幼儿园的健康合作关系，建立《0～6岁儿童保健手册》，提高4～6岁儿童的健康管理质量。建立与学校的健康合作关系，为学生提供健康咨询、疾病预防和健康教育服务等。

健康部门：联合教育部门，组织实施儿童健康成长计划，提高4～6岁儿童的健康管理率和学龄儿童体质健康达标率；加大妇女儿童重点疾病防治力度，降低儿童死亡率。对学校健康教育进行评估，提供改进学生健康素质的咨询和建议。

3. 工作期的健康生活

从进入大学或参加工作开始到退休前，大致包括青年期（18～45岁）和中年期（45～60岁）。

健康责任：个人是第一责任人，家庭和单位是第二责任人。

健康风险：意外伤害、运动不足、营养失衡与肥胖、心理失调、性和生殖风险、亚健康、皮肤病、慢性病、职业病、常见疾病等。

健康行动：健康工作，身体第一。

个人：养成健康生活方式。不吸烟、少饮酒、平衡膳食、适量运动、劳逸结合、心理平衡、拒绝毒品、每年体检和遵守交通规则。减少不安全性行为，促进生殖健康，避免不良习惯导致的职业病和慢性病等。

家庭：注意家庭环境健康和家庭生活健康。

单位：改善工作环境，降低职业安全风险，支持健康保险等。

健康机构：提高慢性疾病、重性精神疾病、结核病患者的健康管理质量，加强慢性疾病、传染性疾病、职业性疾病和地方性疾病的防治等。

健康部门：组织实施全民健康素养促进行动计划、全民健身活动计划、职业人群远离亚健康计划等，提升成年人的健康水平。

4. 退休后的健康生活

从退休到生命终点，是正常人生旅程的最后阶段（60 岁以后）。

健康责任：个人是第一责任人，家庭和健康机构是第二责任人。

健康风险：跌倒、慢性疾病、精神疾病、骨关节病、老年人特有疾病、其他老年常见病、生理功能和活动能力衰退、意外伤害等。

健康行动：健康养老，平安第一。

个人：了解老年健康知识，改善健康生活方式。合理膳食，适量运动，适量睡眠，心理平衡，每年体检，戒烟限酒，避免乱吃药，发展个人爱好，参加公益活动，参加健康旅游，家庭环境健康等。

家庭：尊重老人，关爱老人，呵护老人，提供家庭健康护理。

健康机构：每年为老年人提供一次健康管理服务等。发展康复、长期护理、临终关怀等持续性健康服务。

健康部门：组织实施健康老人计划，提高老年人的健康管理率和管理质量，提高老年人的中医药健康管理率；完善居家养老和社区养老机制，支持老年健康服务业的发展等。

（二）实施健康医护优质工程，实现"有病早治早康复"

健康中国，医护先行。医护部门和医护人员是健康中国建设的主力军。实施健康医护优质工程，全面提高健康医护服务的质量和水平，实现"有病早治早康复"的健康理念，促进全民健康质量的提升。

健康质量包括全民的和患者的健康质量。健康生活行动议程旨在改善和提升全民的健康质量。健康医护优质工程，要求坚持"以患者为中心"的原则，从医护体系和医护流程两个层次提升健康服务的可及性和及时性，从医护流程和临床路径两个层次提升医护服务的水平和质量，促进患者健康质量的恢复和提高，进而提高全民的健康质量。

健康医护优质工程的主要内容包括：医护服务流程再造、社区医院标准化、临床路径计划、诊疗常规计划、整体护理行动计划、医护人员收入倍增计划、医护质量监督体系计划等（表6-6）。

表6-6 健康医护优质工程的行动框架

项目	进入医护系统	诊断和治疗	康复	退出医护系统
重点领域	医护机构分工合作制 信息化服务平台 急救医护服务体系	医护质量标准认证 临床路径和诊疗常规 第三方监督	康复 转诊	医患争议处理机制 患者满意度
重大项目	医护服务流程再造工程、社区医院标准化工程			
行动计划	临床路径计划、诊疗常规计划、整体护理行动计划 医护人员收入倍增计划、医护质量监督体系计划			
核心目标	让每位患者获得精心医护，让每位医生享有体面生活，有病早治早康复 提高医护服务的可及性和及时性，提高医护的水平和质量，提高患者的健康质量			

医护服务流程再造工程，在医护体系和医院两个层次同时进行。在医护体系层次，建立分工合作制医护服务体系，完善医护机构之间的合作机制，引导患者合理就诊和转诊。在医院层次，对"进入、诊断、治疗、康复和退出"的医护流程全过程的每个环节，进行系统改造、动态监测和综合评估，明确医护服务职责，控制医护成本，降低患者的等待和逗留时间，全面提升医护服务质量和患者满意度。

1. 提升常规医护服务的服务质量

常规医护服务是为常规患者（非急危重症患者和非突发事件患者）提供的医护服务，是医护服务体系的主体业务，主要由普通医院和社区医院来承担。提高常规医护服务质量是医护服务的重中之重。

其一，普通医院医护服务流程再造。普通医院是各类综合医院和专科医院的统称。普通医院是我国常规医护服务的骨干力量。普通医院要全面建立现代医院管理制度，全面推行医护服务流程再造和医护质量标准认证，提高医护服务质量和医护服务竞争力。

挂号：非急症患者挂号，逐步实行预约制，建立信息化预约服务平台。建立接受社区医院的转诊服务的合作网络和绿色通道。

诊断和治疗：坚持首诊负责制。积极推行"临床路径管理"。鼓励建立"基本医疗保险诊疗常规"。改进护理服务，推进合理用药。完善会诊转诊制度、住院治疗管理规范、医护质量监管机制等。

康复：建立从普通医院到社区医院的康复护理转诊绿色通道。

退出：提高支付环节的便捷性。建立患者满意度评价机制。完善医护服务的电子档案。完善医护事故和医患争议的处理机制。

其二，社区医院标准化工程。社区医院是各类社区医院和基层医疗机构的统称。社区医院是我国常规医护服务的重要力量。实施"社区医院标准化工程"，按照医护服务流程再造的原理和分工合作制医护体系的分工，明确社区医院的定位和职能，标准化配置医护力量，改善医护环境和条件，提升社区医院健康服务的水平和能力。

挂号和出诊：实行随诊制度和预约制度，建立信息化预约服务平台。

诊断和治疗：坚持首诊负责制。积极采用"临床路径管理"和"基本医疗保险诊疗常规"。建立家庭医生和全科医生团队制度。提高护理质量，推进合理用药。完善医护质量监管。建立与普通医院的合作网络和转诊服务的绿色通道。

康复：提高康复护理的水平和质量。建立接受普通医院康复护理转诊的绿色通道。

退出：提高支付环节的便捷性。建立患者满意度评价机制。完善医护服务的电子档案。完善医护事故和医患争议的处理机制。

公共卫生服务：完成健康部门委托的公共卫生服务。为社区居民提供"居民健康档案"管理服务。

其三，医护人员。医护人员既是国家和医院的宝贵财富，也是医护服务的提供者。一方面，医护人员要自觉提高医护水平和服务能力，恪守医护职业规范，保持良好医德医风。另一方面，让医护人员享有体面生活，获得应有社会尊重，是提高医护质量的根本保证。

启动医护人员收入倍增计划，建立公立和非营利医疗机构"医护人员收入指导线"。医护人员收入包括基本工资和绩效工资。基本工资一般不低于本地区职工平均工资。绩效工资根据医护服务的服务数量、服务质量和患者满意度来决定。医护人员人均年收入的指导线为：医疗机构医护人员的年人均收入一般为其所在地区职工人均年收入的 1.5～2 倍，中高级医师的年人均收入一般为其所在地区职工人均年收入的 2～5 倍。同时，完善医护人力资源管理制度，促进医护人员自主合理流动，及时把严重"不合格医护人员"请出医护系统。

其四，患者。患者既是医护服务的对象，又是医护服务的客户。医护服务是一个互动过程，需要医生和患者的真诚合作。

就诊：根据自己的病情和家庭医生的建议，理性选择就医的医院和就医的方式。

诊断和治疗：配合诊疗，不瞒报病情。

康复：理性接受医护建议，积极主动康复。

退出：按规定支付医护费用，完成医护服务质量评价。

2. 提升急救医护服务的服务质量

急救医护服务是为急症患者（急危重症患者和突发事件的伤患者）提供的应急医护服务，是医护服务体系的优先业务。急救医护服务体系包括院前急救、院内急诊、重症监护救治和各科的"绿色生命通道"等。提高急救医护服务质量是医护服务的关键所在。

其一，突发公共事件的医护救援服务。根据《国家突发公共事件总体应急预案》的原则，做好突发公共卫生事件的医护救援应急预案，明确组织体制和运行机制，保障常用救援药物和医疗设备的储备；做好非公共卫生领域的突发公共事件的医护救援应急预案，明确职责。国家各级健康管理部门和各类医护服务机构，每年在"世界急救日"，对各项医护救援应急预案进行一次"室内演练"。

其二，平时急症患者的急救医护服务。完善院前急救医疗规范，缩短急救服务半径和呼叫反应时间，提高急救效率和服务质量。急救车辆享有道路通行优先权。做好院前急救、院外转运和院内急救的无缝和高效衔接。急救医疗机构不得因费用问题拒绝或延误院前医护急救服务。救护车不得用于非院前医疗急救服务。除急救医疗机构外，其他任何单位和个人不得使用急救车开展院前医疗急救工作。

其三，常规急诊和重症患者的急救医护服务。完善院内急诊急救制度。坚持首诊负责制和急诊室 24 小时开诊。改善医院急诊环境等。

其四，急救医护人员。严格遵守急救医护服务规范，做好现场救护、转运监护和院内急救，为急症患者提供贴心服务。

其五，急症患者和家属。积极配合急救医护人员的工作。

3. 提升中医医护服务的服务质量

大力发展中医医护服务，符合我国基本国情。发挥中医"治未病"优势，支持发展具有中医药特色的康复服务、养老服务和养生保健。提高社区医院的中医服务能力，增强中医服务的可选性和可及性。鼓励患者选择中医医护服务，提高中医药服务的报销比例。加强中医传承与发展，加快中医现代化。促进中医的国际化。

（三）实施健康能力提升工程，实现"健康服务全覆盖"

健康中国，政府有责。提升国家健康能力，实现"健康服务全覆盖、优质公平可持续"的健康理念，是政府部门的首要职责。健康能力建设既要立足现实，又要着眼未来，需要政府和医护机构的通力合作。实施健康能力提升工程，政府部门要着力做好六件事。

健康能力提升工程，坚持"以人为本、公平优先、需求导向、适度超前"的原则，主要从健康服务、健康保障和健康治理三个方面提升健康能力；建立和完善分工合作制国民健康体系，实现人人享有优质、公平、可持续的健康服务和健康保障的健康理念（表6-7）。

表6-7　健康能力提升工程的行动框架

项目	健康服务能力	健康保障能力	健康治理能力
重点领域	健康服务体系 健康人力资源 健康科技创新 健康信息化	健康保险体系 健康医药体系 健康产业 健康国际合作	健康治理体系 健康监管 卫生执法 健康环境改善
重大项目	分工合作制国民健康体系、健康人才强国工程、健康科技创新工程、健康服务信息化工程、健康环境改善计划、健康中国指标体系、国民健康法		
核心目标	人人享有优质、公平、可持续的健康服务 为全民提供"从胎儿到生命终点"的全程健康服务和健康保障		

1. 深化健康体制改革，健全国民健康体系

深化健康体制改革，优化五大健康体系的结构和功能，建立

五大健康体系之间的合作机制，形成分工合作制国民健康体系（表6-4），为全民提供"从胎儿到生命终点"的全程健康服务和健康保障。

其一，深化健康服务体制改革，建立分工合作制健康服务体系。整合健康生活服务体系（公共卫生服务体系）和健康医护服务体系，建立分工合作制健康服务体系，奠定国民健康体系的第一基石。

深化健康服务体制改革，逐步取消健康服务机构的行政级别，健康服务机构一律法律平等。把健康服务机构分为三组，即普通医院、社区医院和公共卫生机构。普通医院包括各类综合和专科医院。社区医院是各类社区医院和基层医疗机构的统称。公共卫生机构包括疾病防控机构、急救机构、妇幼保健计划生育机构和健康监督执法机构等。明确三组机构的分工和职责，建立它们之间的合作机制。

普通医院主要职责是常规医护和急救医护服务。服务内容以手术和住院服务为主，包括急救服务等。服务对象为需要手术服务的患者和需要急救的患者。门诊费用支付比例为保险占70%，个人占30%。

社区医院主要职责是常规医护和受委托的公共卫生服务。服务内容以初诊服务为主，包括康复服务和公共卫生服务等。服务对象为社区居民和患者。门诊费用支付比例为保险占90%，个人占10%。

公共卫生机构的主要职责是公共卫生服务。服务内容为院前急救、疾病防控、妇幼保健和计划生育、卫生监督和执法等。服务对象为全体居民。公共服务为免费服务，急救服务为非营利性收费。

其二，推进公立医院综合改革，落实法人治理。坚持公立医院的公益属性，破除逐利机制，降低运行成本，取消药品加成，推进医疗服务价格改革，完善公立医院补偿机制。建立现代医院管理制度，落实公立医院独立法人地位，建立符合医疗卫生行业特点的人事薪酬制度。推进非营利性民营医院和公立医院同等待遇。

其三，深化健康保险体系改革，建立"三医联动"新机制。鼓励商业医疗保险的发展。建立健康保险机构对医护服务机构的第三方监督机制，推进医药分开，促进"医疗、医药、医保"的三医联动。

其四，改革健康服务提供方式，发展第三方服务。鼓励发展专业的医学检验中心和影像中心。支持发展第三方健康服务评价、健康市场调查和咨询服务。鼓励社会力量提供食品药品检验服务。完善医药科技中介体系，大力发展医药科技成果转化服务。

2. 提升健康服务能力，提供全方位的健康服务

健康服务能力主要包括公共卫生服务和医护服务的服务能力。以健康服务体制改革为指引，以健康人才强国工程、健康科

技创新工程和健康服务信息化工程为支撑，全面提升健康服务能力。

其一，提升公共卫生服务能力，推进公共卫生服务均等化。实施公共卫生服务能力倍增计划，完善国家基本公共卫生服务项目和重大公共卫生服务项目，提升基层公共卫生服务能力，加强妇幼健康、肿瘤、精神疾病防控、儿科等薄弱环节能力建设。推进流动人口基本公共卫生和计划生育服务均等化。实施国民健康素养提升计划，普及健康知识，引导合理膳食，开展戒烟限酒，减少药物滥用，防止艾滋病毒传播。实施全民健身活动计划，推行公共体育设施免费或低收费开放。实施慢性病综合防控战略，提高心脑血管疾病、癌症、呼吸系统疾病等慢性病的防治能力。实施重大疾病和传染病防控计划，降低乙肝病毒感染率和肺结核发病率。做好重点地方病防控工作。做好学校卫生、放射卫生、职业卫生和口腔卫生工作。开展职业病危害普查和防控。加强口岸卫生检疫能力建设，严防外来重大传染病传入。

其二，提升医护服务的服务能力，优化医护资源的配置。完善普通医院和社区医院的分工合作机制，优先提升社区医院的服务能力。完善区域健康发展战略，重点提升中西部地区的医护服务能力。全面建立"分工合作诊疗制度"，推进"社区首诊、双向转诊、分工诊疗、衔接互补、信息共享"的医护服务模式创新。建立家庭签约医生模式，发挥家庭（全科）医生的居民健康"守门人"作用。完善医师多点执业制度。推动医疗卫生与养老服务融合发展。加强医护队伍建设，健全住院医师规范化培训制度。优化急救医护服务体系，加强院前医疗急救队伍建设。支持民族医药发展，推广中医药适用技术。

其三，实施健康人才强国工程。深化健康人才教育体制改革，建立"院校教育、毕业后教育、继续培训和自主学习"相结合的健康人才培养体系，提高人才培养的针对性、适应性和人才培养质量。院校教育质量显著提高，毕业后教育得到普及，继续教育实现全覆盖，自主学习成为职业风尚。完善健康人才培养、使用、激励和评价机制。

其四，实施健康科技创新工程。抓住新生物学和新医学革命的战略机遇，构建面向世界前沿和国家需求的健康科技创新体系，全面提升基础医学、临床医学、诊疗技术、护理技术和康复技术的创新能力，重点推进医学理论、医护技术、重大新药、医疗器械和医护模式创新。重点关注再生医学、仿生医学、精准医学、重大疾病防控、医用生物技术、医用信息技术和手术机器人等领域的前沿发展。启动"精准医护研发计划"，探索个性化"生命全程健康管理"新模式。将已上市创新药和通过一致性评价的药品优先列入医保目录。

其五，实施健康服务信息化工程。推进互联网和健康服务的融合发展，提升健康大数据应用能力，发展远程医疗和智慧医疗。建立人口健康信息化标准规范体系，完善人口健康信息平台，提高居民健康档案建档率，推进健康信息的互联互通和信息共享。推进居民健康卡的信息集成，实现健康服务"一卡通"。加强信息安全防护体系建设。

3. 提升健康保障能力，实现健康保障全覆盖

健康保障能力包括健康保险和健康医护用品的供应能力等。提升健康保障能力，需要相关部门、机构和企业的大力合作。

其一，健全健康保险体系。完善基本医疗保险稳定可持续筹资和报销比例调整机制，完善城乡居民大病保险制度，健全重大特大疾病救助和疾病应急救助制度。改革医保管理和支付方式，发挥基本医疗保险对医护服务行为的监督和引导作用。完善医保缴费参保政策，实现医保基金可持续平衡。改进个人账户，开展门诊费用统筹。加快推进基本医保异地就医结算，实现跨省异地住院医疗费用直接结算。整合城乡居民医保政策和经办管理。将生育保险和基本医疗保险合并实施。鼓励发展补充医疗保险和商业健康保险。探索长期护理保险、医疗责任保险、医疗意外保险等多种形式的医疗执业保险。

其二，完善医护用品供应体系。落实《关于促进医药产业健康发展的指导意见》，促进医药和医疗器械产业的健康发展。健全药品研发、注册、生产、流通和使用的体制和机制。完善国家基本药物制度。完善药品短缺监测预警和低价药品供应保障机制，切实保证临床用药供应。增加艾滋病防治等特殊药物免费供给。加快中药标准化建设，提升中药产业水平。实施国家药品标准提高行动计划，健全药品检验检测体系，全面提高药品质量。

4. 提升健康治理能力，完善健康监管体系

提升健康治理能力是政府的主要职责，需要多部门的协作。

其一，完善健康治理体制。建立健康中国多部门协作机制和社会参与机制，明确职责和分工。适时调整国家卫生和计划生育委员会的职责，组建"国家健康服务部"。建立集中和统一的专业化高效的健康体系的监管体系。加强全行业属地化管理。

其二，提高健康体系监管能力。启动健康中国指标体系项目，建立定量化可考核的监测指标体系。实施医护质量监督体系计划，保障医疗安全。完善对医疗保险的监管机制。建设严密高效、社会共治的食品安全治理体系，健全从农田到餐桌的农产品质量安全的全过程监管体系，提高监督检查频次和抽检监测覆盖面。完善国家食品安全风险评估、食源性疾病管理及流行病学调查。加大农村食品安全治理力度。推进国家药品电子监管系统建设。完善对网络销售食品和药品的监管。加强动植物疫病防控能力建设，加强食品和药品进口监管。

其三，提高卫生行政执法能力。提高卫生行政执法人员的整体素质，切实做到"有法可依、有法必依、执法必严、违法必究"。

5. 全面改善健康环境，为健康生活提供环境保障

健康环境是健康生活的重要基础。健康环境涉及生态环境、社会环境和经济环境等。改善健康环境，需要全社会的支持和参与。

其一，实施健康环境改善计划，建设健康城镇和乡村。启动健康城镇环境质量达标行动，打造健康城市、健康社区和健康乡镇。加强环境保护和污染治理，建立全国环境暴露人体生物监测网络。加强城乡环境卫生综合整治，推进卫生城镇创建，开展城乡卫生环境整洁行动。加强病媒生物防控。加强环境卫生基础设施建设，实施农村饮水安全工程，提高安全饮水和卫生设施普及率。建立生态补偿机制，严格保护饮用水水源地。加强饮用水监管，全面提高饮用水质量。

其二，全面提升食品安全水平。提高国家食品安全标准，落实企业主体责任制，提高农产品和食品质量，严格控制和降低农产品和食品中有毒和有害物的含量。建立全程可追溯、互联共享的农产品质量信息平台。开展国家农产品质量安全县和食品安全城市创建行动。

其三，全面提高公共健康安全水平。加强交通安全设施建设，降低交通事故伤亡率。改善工作环境和劳动条件，减少职业病发生率。强化安全生产，坚决遏制重特大安全事故频发势头。提高防灾减灾和应急能力，做好应急医护救援预案和突发事件卫生应急。

6. 适度发展健康产业，坚守健康服务的公益性

健康服务和健康保障既有公益性，也有市场性。规范健康服务和健康保障的公益性，适度发展健康产业，有利于提高人民健康水平。市场性健康产业，必须尊重生命，诚实守信，兼顾公

益性。

其一，支持民营医护机构的发展。向社会资本开放医护服务市场，支持社会力量经办非营利和营利性医护机构。非营利医护机构要同时遵守国家卫生法规和非营利机构法规，年利润率（年盈余率）不得超过4%。营利医护机构，要兼顾健康服务的公益性，年利润率不得超过8%。实现非营利民营医院和公立医院同等待遇。鼓励发展专业性规模适度的医院管理集团，推动发展专业和规范的护理服务。

其二，支持商业健康服务的发展。鼓励商业保险公司提供多样化健康服务保险产品和保险服务。鼓励医护机构与养老机构等加强合作，发展健康养老，重点发展社区健康养老服务。

其三，探索健康服务的新业态。支持健康体验和咨询服务等。促进个性化健康管理服务发展。规范母婴照料服务。培育健康文化产业。推动医护旅游业发展。打造具有国际竞争力的医护旅游目的地，发展一批具有知名品牌和良性循环的健康服务产业集群。大力支持第三方医护服务的发展，促进医药和医疗器械等健康相关产业的发展。

健康中国是我国现代化建设的一个核心目标。健康中国建设是全国人民的一个共同责任。促进全民的健康长寿，需要全民的参与和贡献。让我们携手建设一个健康中国，让更多人享有健康长寿。

7

贯彻落实全国卫生与健康大会精神
建立健全环境与健康管理制度

於　方

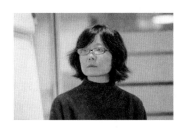

　　於方，博士，研究员，环境保护部环境规划院环境与健康影响研究中心主任，中央国家机关青联委员，环境保护部专业技术领军人才，国家环境与健康专家咨询委员会委员，环境保护部环境损害鉴定评估专业委员会委员，中国环境科学学会环境经济学分会理事、环境与健康分会委员、环境规划专业委员会委员。长期从事环境污染与生态破坏损失评估、环境风险评估、环境经济核算、环境健康和环境预测等方面的工作。荣获2006年度中国"绿色人

物"特别奖，2008 年度环境保护科技进步二等奖，2010 年度环境保护科技一等奖，2014 年度环境保护科技一等奖。

2016 年 5 月，第二届联合国环境大会（UNEA－2）、第 69 届世界卫生大会（69th WHA）分别在肯尼亚和瑞士召开，均把履行《2030 年可持续发展议程》作为核心内容。UNEA－2 发布了《健康环境 健康人类》的主旨报告，69th WHA 通过了增强全球应对空气污染造成不良健康影响能力路线图。两次大会凸显了国际社会对环境健康工作的高度重视，突出强调以健康理念引领环境保护工作的国际趋势。

2016 年 8 月 19～20 日，全国卫生与健康大会在北京召开，习近平总书记强调"把人民健康放在优先发展战略地位，努力全方面全周期保障人民健康"，指出"良好的生态环境是人类生存与健康的基础，实行最严格的生态环境保护制度，建立健全环境与健康监测、调查、风险评估制度，重点抓好空气、土壤、水污染的防治，切实解决影响人民群众健康的突出环境问题"，提出了健康优先的发展战略。建设健康环境是"健康中国 2030"战略规划的重要内容，是贯彻落实全国卫生与健康大会精神和新《环境保护法》的重要举措。本文从建立健全环境与健康制度出发，总结了环境健康影响评价、环境健康调查和环境健康风险评估的意义、内容和应用现状，提出了建立健全相关制度的建议。

环境健康影响评价

（一）环境健康影响评价的意义

我国自 2002 年通过了《中华人民共和国环境影响评价法》，规定对建设项目实施后可能造成的环境影响进行分析、预测和评估；2009 年通过的《规划环境影响评价条例》规定要对规划实施可能对环境和人群健康产生的长远影响进行分析、预测和评估。环境影响评价作为一项确立的程序，日益为国家法律和国际开发机构所要求，但环境健康影响在环境影响评价中并未得到应有的重视，也未能涵盖人类健康的所有维度。世界卫生组织早在 1984 年的有关报告中就提出支持和推荐环境健康影响评价方法的发展与应用，并与世界银行等国际组织及许多国家开展环境健康影响评价项目合作，推动环境健康影响评价方法的建立和完善。但由于环境健康学科交叉的特点以及相关基础学科的薄弱，使得我国规划和政策的环境健康影响评价未能真正开展。但随着我国对环境健康的高度重视，逐步完善环境健康影响评价方法，建立环境健康影响评价制度意义重大。

开展规划和政策的环境健康影响评价是落实《环境保护法》中关于环境健康监测、调查和风险评估制度的重要举措。2014 年修订的《环境保护法》第三十九条提出，国家建立、健全环境与健康监测、调查和风险评估制度，鼓励和组织开展环境质量对公众健康影响的研究，采取措施预防和控制与环境污染有关的疾病。目前，我国政府已经认识到环境健康监测、评价的重要性，但在规划、政策和项目建设方面环境影响评价制度还处于空白。为片面追求经济发展，环境健康危害大的项目没有进行环境危害和环境健康风险识别就开工建设，忽视对当地群众人体健康的影响，导致环境污染事件频发。因此，需要在实施层面落实环境健康影响评价制度，规范环境健康危害大的项目。

开展规划和政策的环境健康影响评价是与公众开展风险交流的主要依据。随着公众对环境健康的重视和认识，需要及时、有效地进行项目建设和运行的环境健康风险交流，防止由于信息不对称导致的环境对抗事件的发生。需要把规划、政策或项目建设存在的环境风险的性质、特点、严重性及可接受程度等相关信息或资料与公众进行公开交流，提醒公众应注意的某种尚未意识的危险。同时，对某种并不严重的危险，也需以合适的方式告诉公众，不必过于夸大和紧张。通过开展规划和政策的环境健康影响评价，让公众了解环境规划、政策或项目的环境风险，是击破谣言和不正确传闻的重要手段。

开展规划和政策的环境健康影响评价是降低环境健康风险的重要抓手。健康风险是环境风险的重要内容，通过环境健康影响评价，对规划、政策和项目建设的环境健康风险进行评估，对于环境健康风险高的规划、政策或项目进行否决或采取有效措施，降低环境健康风险，并采取严格的环境监测，进行动态监测与跟踪，降低环境污染事件发生的概率，综合考虑社会发展的实际需要，以及公共卫生、经济、工程、法律、政治等多方面因素，运用费用效益分析手段，对危险因素的管理决策进行利弊分析，制定有效的法规条例和管理措施，保护人民群众身体健康。风险评估对于认识化学毒物或其他环境因素有害作用、判断其危害程度、提出防护对策、制定卫生标准，为政府提供决策依据以及保护人民群众的身体健康和生存质量，都将发挥重要作用。

（二）环境健康影响评价的内容

我国建设项目《环境影响评价导则》将环境影响评价分为准备阶段、正式工作阶段和报告书编制阶段，规划和政策层面的环境影响评价目前没有技术规定。参考建设项目环境影响评价，环境健康影响评价主要包括以下几个方面的内容：

1. 评价对象筛选

筛选是确定规划、政策与建设项目是否进行环境健康影响评价及以何种等级进行环境健康影响评价的过程。《环境影响评价技术导则总纲（HJ 2.1—2011）》主要针对建设项目的环境影响评价做了工作等级和技术规定，其中，关于建设项目的环境健康影响评价方法未做规定，《建设项目环境健康影响评价技术导则》由于缺乏可操作性，一直处于征求意见状态。我国规划和政策层面的环境健康影响评价鲜有涉及，目前美国和欧盟在空气清洁计划或方案中对规划实施的健康影响做了分析，美国评价时针对所有公众和特定群体分别进行了分析 ①。

2. 范围界定

环境健康影响评价范围包括产生影响所覆盖的地理范围及其潜在影响的可能时间段。如化学毒物可能运输的范围，化学毒物是否向空气扩散，是否存在污染水或土壤的可能等问题。大气污染环境健康影响评价需要对大气污染的健康阈值、大气污染的暴露人口、大气污染的污染范围等进行界定。

3. 影响评价

在综合毒理学、流行病学、统计学、监测学等现有科学资料的基础上，按照严格的工作程序和技术路线，把环境中各类化学污染物对人体的健康影响定量化。用可用的健康影响数据进行快速或完整评价。大气环境健康影响评价在范围界定的基础上，利用毒理学和流行病学方法，建立大气污染健康结局，确立大气污染和毒性效应终点的剂量—反应关系，进行大气污染导致的过早死亡人数、超住院人数等指标的计算，在大气污染导致的人体健康损失的实物量计算的基础上，利用人力资本法或支付意愿法等方法，进行大气污染导致的人体健康损失核算。

4. 评价报告

环境健康影响评价的主要目标是危害的确认、健康危险的揭示及危险管理。通过评价报告撰写，给出政策、规划或项目实施

---

① U. S. Environmental Protection Agency Office of Air and Radiation. The Benefits and Costs of the Clean Air Act from 1990 – 2020. 2011.

的环境健康影响评价的结论和建议，包括去除或降低不良健康影响的建议或对健康有利的建议。

5. 跟踪监控

项目监管是必不可少的，通过监管来确保项目按照技术规范的要求建设，使环境影响评价的建议得以贯彻，并且人群健康得到保障。

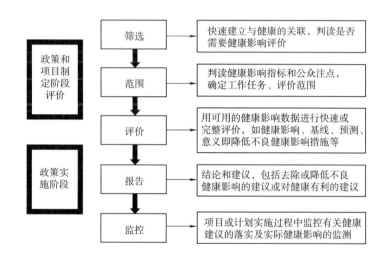

图 7 - 1　环境健康影响评价过程

（三）环境健康影响评价的应用

目前，我国环境健康影响评价相对较少，环境保护部环境规划院在《环境空气质量标准（GB3095—2012）》和《大气污染防治行动计划》等环境标准和计划制订实施时，进行了这两项政策实施的大气环境健康影响评价。另外，天津港"8·12"瑞海公司危险品仓库特别重大火灾爆炸事故发生后，国家卫生计生委牵头相关部门启动了事故的环境健康影响评价工作。

为控制和改善空气质量，保护人民健康，环境保护部于2012年2月29日发布了新《环境空气质量标准（GB3095—2012)》。环境空气质量标准的变化会对受众人群的健康产生一定影响，环境保护部环境规划院以2009年613个县及县以上城市的空气监测数据为基础，对我国空气质量PM10标准变化给城市的人体健康带来的效益进行核算。核算结果显示，如果实施新标准后，假定所有没有达到二级标准的城市都达到二级标准，呼吸系统和循环系统疾病住院人数会减少14.1万人，占大气污染导致的呼吸系统和循环系统住院人数比例的30.5%。因大气污染损失而过早死亡的人数减少4.76万人，所占比例为15.9%。人体健康效益是511亿元，占其损失比例的18.5%。

采用空气污染与健康效益评估模型（BenMAP）模型，环境保护部环境规划院对《国务院大气污染防治十条措施》（简称《大气十条》）实施后$PM_{2.5}$污染变化引起的环境健康效益进行了评估。结果显示，《大气十条》的实施将使我国城市过早死亡人口每年减少8.9万人。根据环境保护部环境规划院在《中国环境经济核算报告》中的核算结果，我国城市地区由于大气颗粒物暴露导致的过早死亡为35万～52万人，说明《大气十条》的实施将使我国城市地区大气污染导致的过早死亡人数减少20%左右。此外，《大气十条》的实施还将显著减少我国公众呼吸系统和循环系统疾病的发病，由于这类疾病产生的住院治疗将每年减少 12 万人次；由于各类疾病产生的门诊/急诊病例将每年减少941 万人次，在改善公众身体健康的同时，很大程度上减轻了卫生系统的负担。《大气十条》的实施将在全社会产生每年约 867亿元的健康效益。其中，约 816 亿元的健康效益来源于减少过早死亡，约 51 亿元的健康效益来源于各类疾病的减少。

表 7-1　《大气污染防治行动计划》实施后的公众健康效益估算结果

健康终端指标	减少健康损失（万例/年）	增加健康效益（亿元/年）
过早死亡	8.9	816
呼吸系统疾病住院治疗	7.5	7
循环系统疾病住院治疗	4.2	8
门诊/急诊	940.6	36

 环境与健康调查

（一）环境健康调查的意义

我国经济不断发展，但由于历史原因造成的环境污染问题没有得到有效解决，导致近年来的环境污染导致的人体/人群健康损害事件频频发生。2014 年，湖北黄石大王镇砷污染案，污染气体的排放导致 118 人体内砷超标，49 人砷中毒。2015 年，天津港"8·12"瑞海公司危险品仓库爆炸事故，周边居民对自身居住环境与健康的安全性引起了极大关注。2016 年的常州外国语学校环境事件，则再次将公众的焦点聚集到了突发环境事件引起的环境健康问题。我国在《国家环境与健康行动计划（2007～

2015）》中提出要建立环境污染与健康损害调查方面的技术规范，2015年实施的环保法中规定国家建立、健全环境与健康调查制度，使得环境健康调查有了法律保障。

环境健康调查通过对受影响区域进行环境调查、暴露调查和健康效应调查，确定导致健康损害的污染因子和污染源，以及环境污染的影响程度，判断环境污染与健康效应之间的因果关系。环境健康调查一方面可作为环境风险管理的基础数据，为环境管理决策提供依据，另一方面也是环境污染事件健康影响评估和环境污染致人体/人群健康损害鉴定赔偿的基础。

（二）环境健康调查的内容

目前，我国尚未出台环境健康调查相关的技术规范，也缺乏系统的环境健康调查工作机制。环境与健康问题涉及环境科学、化学、生物学、医学等多个学科，从调查内容看，环境健康调查，涉及环境调查、暴露调查和健康调查三部分。

1. 环境调查

环境健康调查中的环境调查，需要对导致人体/人群健康损害的特征污染物和污染来源进行追踪溯源，测定环境介质中特征污染物的含量，根据特征污染物性质，分析污染物在环境介质中的迁移、转化、扩散、富集等情况。一般的环境调查包括调查方案制订、现场踏勘和资料分析、环境监测、结果评价等步骤，并可根据实际情况分阶段开展初步调查、详细调查和补充调查。

特征污染物和污染源的筛查筛选是环境调查中最为重要的一

个环节。服务于环境健康的环境调查并不仅仅关注于我国目前环境监测体系中的常规指标，而且要根据某一地点或某一地区的潜在污染源，详细分析可能通过空气、土壤、水、食物等途径暴露于人体，对人体健康产生损害的污染物。监测布点方面，样品点位需要有足够的代表性，要能在时间、空间上反映污染源、迁移途径和受体的情况，合理选择对照点位。由于我国环境污染来源的复杂性和环境健康问题的特殊性，在面对一些没有标准方法的检测项目时，也需要采用其他相对稳定可靠的非标准检测方法，测量环境介质中的特征污染物含量。

对于突发环境事件，一般都能够快速锁定污染源，因此，迅速确定特征污染物并及时开展环境调查监测，是环境调查中最重要的方面。目前环境监测中较为准确的测定方法仍以实验室检测为主，但由于突发环境事件的时效性要求，开展实时在线监测和现场快速监测是非常有效和必要的补充。

2. 暴露调查

暴露调查是对人群暴露情况进行调查分析的过程，是连接环境污染与健康损害事实，确定因果关系的重要依据。暴露调查包括两部分：①暴露途径分析：针对分析目标（人群或个体），分析特征污染物从污染源到达暴露受体的可能途径。②暴露水平测定：根据特征污染物的环境转化规律，分析暴露受体接触特征污染物的暴露频率、暴露时间和暴露浓度等。

暴露调查可采用问卷调查、环境监测、个体追踪、生物监测等方法。问卷调查能够直观反映目标可能接触的污染源和个体情况，但由于受到调查对象主观认知的影响，问卷的填写难以客观真实反映个体的暴露情况。环境监测可以反映直接暴露于人体的环境介质（空气、水源、食物等）中的污染物水平，结合问卷调查的暴露特征，可以估算受体的外暴露水平。对突发环境事件的环境健康影响调查评估中，由于事件的偶然性和不可追溯性，常采用此方法。个体追踪是指目标个体随身携带或穿戴便携式监测仪器，可以全天候实时追踪个体的暴露情况。和环境监测相比，个体追踪更接近于真实的外暴露水平，但由于目前此类仪器的研发需要一定时间，且成本较高，尚不适合大规模开展。生物监测指的是采集生物样品（血液、尿液等），分析样品中的特征污染物及其代谢产物，以及特异性生物标志物等的含量，反映个体的内暴露水平。

3. 健康效应调查

健康效应调查，是确认人体健康是否受到损害以及判断损害程度的过程，是判定环境污染致健康损害结果的依据。健康效应调查中，调查对象的选择对于结果的客观准确起着重要作用。如果暴露人群数量较少，可以全部进行调查；如果暴露人群数量多，范围大，全部进行调查，会导致工作量大，工作时间过长。这种情况下一般选择少部分人群进行调查，由样本调查结果来推论总体情况。可以筛选暴露水平较高的易感人群进行调查，也可使用抽样调查方法选择样本。需要注意的是，突发环境事件中的暴露人群不仅包括受影响区域内的居民，也包括参与应急处置的工作人员，以及进入过污染现场的其他人员。由于人员涉及面广，在调查中应注意调查人群的覆盖范围和代表性。

环境污染对人体健康的损害包括急性效应和慢性效应。急性效应一般发生于突发环境事件中，短时间内接触大剂量污染物，引起过敏、急性中毒等反应。慢性效应指长时间接触，多表现为人群中一些疾病发病率增高，人体抵抗力和劳动能力下降。应根据环境污染的不同情况合理选择健康效应调查的内容。一般健康效应的调查内容包括流行病学指标、生理生化指标和功能，可采用资料收集、调查问卷和医学检查的方法进行。

（三）环境健康调查的现状

自 2011 年开始，环保部会同原卫生部组织开展了"全国重点地区环境与健康专项调查"，以了解我国重点地区主要环境问题以及对人群健康的影响，评估环境污染带来的健康风险，提出环境与健康管理综合防治对策。该专项调查工作是环境保护部和卫生计生委首次联合开展的全国大规模的环境污染对人群健康影响状况基础调查，重点关注重金属污染、有机物污染和复合型污染三种类型污染对人体健康的影响。环保部主要开展污染源调查和环境质量数据的收集，而卫生部门负责人体暴露和人群健康的调查。调查涉及全国超过 20 个省份，环境调查覆盖面积约 300 平方千米，健康调查覆盖约 600 万人口，受调查人口超过 2 万人。通过近年的工作积累，调查完成了若干试点地区的调查和预调查，逐步建立了环境健康的调查方法，获取了关键性基础数据。环保和卫生部门也多次组织专项环境与健康专项调查工作，如环保部组织的人群暴露参数调查，"常州外国语学校环境事件"发生后，教育部、环保部、国家卫生计生委和江苏省卫生计生委等多部门开展的环境与健康调查等。

 环境健康风险评价

（一）环境健康风险评价的意义

环境健康风险评价是把环境污染与人体健康联系起来，定量描述污染对人体健康产生危害的风险，是收集、整理和解释各种健康相关资料的过程，其目的在于估计特定暴露剂量的有害因子对人体不良影响的概率，以评价人体健康所受到损害的可能性及其程度大小。根据环境健康风险评估的结果，环境管理部门可按环境因素潜在的或实际的危害大小进行排序，筛选进行优先管理的污染物质和污染类型，开展风险管理，也可以在环境健康风险定量分析的基础上做出经济损失的估算，核算管理或消除风险的经济成本，进行健康风险控制的成本—效益或效果分析，选择既能危害减少健康，又能为财力物力所承受的控制措施；也可以在健康风险评价提供的科学依据基础上建立一系列切实可行的法规和政策。国外实践表明，环境健康风险评价已经成为环境管理工作的重要工具，在化学品管理、环境污染防治、环境质量标准和环境卫生标准制订、突发环境事件应对等方面具有极为重要的意义。

（二）环境健康风险评价的内容

环境健康风险评价的主要内容包括四个方面：①危害坚定，定性评价待评价物质危害人体健康的性质，若危害（中毒、致病、致癌、致畸、影响生殖发育、遗传损伤等），则估计其对人体健康危害的程度；②暴露评价，在确定环境污染物的来源、排放量、排放方式、途径和迁移转化规律，并确定暴露人群、暴露途径、暴露事件和频率等特征的基础上，选择合适的估算模型，进行暴露量的估算；③剂量—反应关系评价，确定待评物质的剂量与人或动物群体中出现不良效应（如疾病或死亡）反应率之间的定量关系；④风险表征，在综合分析前三项评定结果的基础上，预测在暴露人群中发生不良效应的概率及其可信程度，阐述风险评估中的不确定性。环境健康风险评价的不确定性主要来源于暴露参数、评估模型、人群易感性以及评估方法本身。因此，环境健康风险评价需要对评估结果进行不确定性分析，给出必要的说明和解释。

环境健康风险评价按照评价对象不同，主要包括化学品健康风险评价、农药健康风险评价、饮用水健康风险评价、食品健康风险评价、农田土壤健康风险评价、地下水健康风险评价等。按照暴露途径不同，可划分为经口（饮水、食物链）暴露途径、经呼吸暴露途径和经皮肤暴露途径，经食物链暴露途径又可细分为食用农作物途径、食用牛肉和牛奶途径、食用猪肉途径、食用鸡肉和蛋类途径等。针对每一类评价对象和暴露途径，目前，国外已经形成了比较完善的健康风险评价理论与评价体系，国内环保、卫生、农业、食药监等部门也已经开展了相应的健康风险评估工作。

（三）环境健康风险评价的应用

随着环境健康风险评价理论与方法的不断完善以及环境健康风险评价研究的深入开展，目前，环境健康风险评价在我国化学品风险管理、环境基准（标准）制订、污染场地管理工作中也得到了一定的应用。

1. 化学品风险管理方面

在化学品环境管理方面，美国、欧盟、日本等均对现有化学物质和新物质的环境风险评价作出了明确规定。由于我国大陆化学品管理起步较晚，风险评价在化学品管理上的运用还处于摸索阶段。随着我国化学品管理工作的开展，相关法律、规章和制度的不断建立，风险评价的理念正在不断深入。如在新化学品的申报登记中，已要求申请人按要求提供化学品的理化性质、毒理数据、生产/进口数量及使用方法范围等信息，并根据这些数据做出暴露预评估和毒性分级，提出减少风险的建议。环境保护部2004年发布了《新化学物质危害评估技术导则（HJ/T 154—2004）》，目前正在制订或修订《化学物质风险评估导则》和《新化学物质危害性鉴别导则》。环境健康风险评价的理论与方法，正逐渐成为各国在化学品环境管理中不可或缺的工具，建立基于风险评估的化学品管理制度已成为各国化学品管理工作的重心。

2. 环境基准（标准）制订方面

近年来，环境健康风险评价在制订环境健康标准过程中的作用也日益突出，如美国、加拿大、英国、澳大利亚等国家已广泛应用风险评估方法制订环境标准，相关法律法规也明确规定了风险评价的作用和地位。在我国大陆，由于目前没有一套完整的健康风险评价的技术方法或导则，并且缺乏相应领域的立法支撑，从而导致在环境标准制订方面难以有效地开展健康风险评估，标准值多是引用国外发达国家数据，从而导致风险评价在标准制订方面的应用进展缓慢。目前，环保部已支持开展多项环境健康基准的基础研究和技术导则制订工作，在《环境空气质量标准》修订、《农用地土壤环境质量标准》制订和《建设用地土壤污染风险筛选指导值》制订工作中，充分利用了环境健康风险评估的理论与方法。

3. 土壤和地下水风险评估方面

为了加强污染场地环境保护监督管理，规范污染场地人体健康风险评估，环境保护部于 2014 年发布了《污染场地风险评估技术导则》，2015 年发布了《地下水污染风险评估指南》，主要用于定量评估土壤和地下水污染对暴露人群的健康风险，并基于可接受风险确定土壤和地下水环境修复的目标。2016 年 5 月，国务院印发《土壤污染防治行动计划》，明确提出"实施农用地分类管理、保障农业生产环境安全"，"实施建设用地准入管理、防范人居环境风险"的任务。环境健康风险评估已成为土壤和地下水环境风险评估的重要组成部分，在污染场地管理、地下水管理和农田土壤管理决策中起到重要的支撑作用。

四 建立健全环境健康管理制度的建议

（一）加快环境与健康相关管理制度建设

新修订的《环境保护法》第三十九条规定"国家建立、健全环境与健康监测、调查和风险评估制度"。但环境与健康制度建设相对滞后，与环境、健康问题密切相关的制度建设工作尚处于起步阶段，与环境、健康问题密切相关的政策体系尚未形成。建议围绕建立健全环境与健康监测、调查和风险评估制度，编制《环境与健康工作办法》及其实施细则并以国务院条例形式发布，明确工作目的、职权职责，规范工作程序和运行机制，将环境健康影响评价纳入环境影响评价制度，定期评估制度落实情况和执行效果。

（二）完善环境与健康调查、监测、评估技术体系

目前，我国环境与健康相关的调查、监测、评估技术方法匮乏，且不成体系，严重制约着环境与健康工作的开展。建议与环境与健康相关管理制度建设相配套，建立健全环境与健康调查、监测、评估的技术方法体系。制订《环境与健康调查技术指南》

《环境与健康影响评价技术指南》《环境与健康风险评估技术指南》《环境与健康综合监测技术指南》等技术标准体系。加大对环境与健康相关的毒理学、流行病学、暴露科学、环境基准等基础研究的支持力度，加强环境与健康调查、监测、风险评估和影响评估的技术方法研究。

（三）建立多部门协调机制，构建综合信息共享平台

环境健康工作评价涉及大量翔实的实验室研究、人群流行病和健康危害及其因素监测等方面的资料，在我国这些信息涉及卫生、环保、安检、农业、质检、工商、气象、海洋、地质等多个部门，各部门建设自成体系的数据网络，环境健康工作评价必须大力整合环境健康影响评估资源，建立多部门协调联动机制和综合信息平台，依据健康风险评估原则，收集必备信息和数据，建立涵盖大气、水、食品等多种因素为一体的综合信息监测平台，提高我国环境健康风险识别、预警、处置的综合能力。

（四）推动环境管理思路向健康风险管理转变

以"健康中国2030"战略实施为契机，以"健康优先、风险管理"为指导思想，推动环境管理思路由总量管理、质量管理向风险管理转变。研究建立以环境健康风险为约束的评价指标体系、评价标准和评价方法。研究高环境健康风险企业筛选方法、环境健康事件社会风险评价和预警方法，探索建立环境与健康信息公开及风险沟通机制。研究环境健康风险管理融入现行环境管理制度的切入点和路径，探索环境健康风险管理模式。

8

健康促进　体育先行

鲍明晓

鲍明晓，男，1962 年 11 月 19 日
出生，安徽省芜湖市人，上海体育学院
毕业，博士、博士生导师。现任国家体
育总局体育科学研究所研究员，享受国
务院特殊津贴专家。国家自然科学基金
和国家哲学社会基金项目评委、中华全
国体育总会委员、中国体育科学学会体
育产业分会副主任、清华大学体育产业研究中心学术委员会主
任、北京奥运经济研究会常务理事、中国体育发展战略研究会委
员、CBA 联赛委员会委员、中央电视台广告部品牌顾问、特步

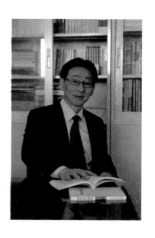

国际独立董事。多年从事体育产业教学和研究工作，先后承担国家自然科学基金项目、国家哲学社会科学基金项目多项。主要著作有《财富体育论》《中国体育产业发展报告》《体育产业：新的经济增长点》《中国职业体育评述》《体坛热点解读》《体育市场：新的投资热点》《体育概论新修》《体育强国发展战略研究》等。

当前身体活动不足（*physical inactivity*）已成为世界范围的公共卫生问题。世界卫生组织（WHO）的数据显示，全球范围内归因于身体活动缺乏的死亡占6%，排在高血压（13%）、吸烟（9%）之后，与高血糖（6%）相当，故将身体活动缺乏列为第四位的死亡危险因素[①]。在健康中国建设中充分发挥体育在健康促进中的独特作用，意义重大。

一　国外运动健康促进的实践

英国是较早开展运动健康促进的国家。2004年，英国卫生部（Department of Health，DH）发布文件 *At least Five a Week*，详细阐述身体活动与健康的联系及其增进健康的效果，并明确了其国家医疗服务系统（NHS）中基础医疗卫生服务应该对身体活

---

① World Health Organization. Physical inactivity is the fourth leading risk factor for global mortality [EB/OL]．2016．http：//www．who．int/features/factfiles/physical_ activity/facts/en/．

动促进起到区域性的领导作用；2008 年，DH 又发布 *Be active, be health* 计划[①]；2011 年，DH 再次发布了促进身体活动的报告 start active, stay active 指出，"强有力的证据表明基础医疗卫生服务专业人员能够对增加身体活动起到重要影响，基础医疗卫生服务工作者要对患者进行简易的身体活动评估，并提供建议、指导以及去何处获得进一步的支持"[②]。DH 制订了供基础医疗卫生服务工作者使用的身体活动测评问卷（General Practice Physical Activity Questionnaire）[③]，用以确定成年人体力活动水平和是否需要进行干预。一系列在基础医疗卫生服务环节进行的身体活动促进措施，如由全科医生向体力活动不足者做出身体活动的简短建议或咨询辅导，提供书面指导材料（运动处方），或者转诊介绍到专门的运动项目中等得到实施[④]。其中锻炼转介制度（exercise referral schemes）最具特色：即静态生活的成年人，特别是有慢性病者，经基础医疗卫生服务临床医师诊断后，根据其锻

---

① Department of Health. Be active be healthy: a plan for getting the nation moving [EB/OL]. http: //webarchive. nationalarchives. gov. uk/ 20130107105354/http: //www. dh. gov. uk/prod _ con-sum_ dh/groups/dh_ digitalassets/documents/digitalasset/dh_ 094359. pdf. 2008.

② Department of Health. start active, stay active: A report on physical activity for health from the four home countries' Chief Medical Officers [EB/OL]. https: //www. gov. uk/government/uploads/ system/uploads/attachment-data/file/216370/dh-128210. pdf. 2011.

③ Department of Health. General practice physical activity questionnaire (GPPAQ) [EB/OL]. https: //www. gov. uk/government/publications/general – practice – physical – activity – questionnaire – gppaq. 2013.

④ National Institute for Health and Clinical Excellence. Four commonly used methods to increase physical activity: brief interventions in primary care, exercise referral schemes, pedometers and community – based exercise programmes for walking and cycling [EB/OL]. https: //www. nice. org. uk/guidance/ PH2. 2014.

炼需要，转介到具有初始评估、个性化方案、有专业人员监控和管理的规范的锻炼项目中去。这些项目多数在公共休闲设施如休闲中心或健身房中开展，也包括自行车、园艺和步行等，并且由DH出台了锻炼转介制度的国家质量保证框架①。该制度就身体活动促进的共同目标，在医疗卫生和体育运动这两大社会领域之间建立了有效的联系。Edwards等的研究表明，在威尔士开展的国家锻炼转诊项目使坚持参加者节约了医疗支出，具有明确划算的成本效益②。

在德国，由医生给出身体活动建议的策略被认为是身体活动促进的良好途径。Gabrys等对11907名受调查者的分析显示，在2008～2011年，由医生做出的身体活动建议总量较1997～1999年有所减少；但在确诊的糖尿病和累积健康风险者当中，该建议的比例有显著较高，并且观察到接受过医生身体活动建议者有显著更高的锻炼参与率③。

美国的医学专业协会和管理机构都倡导在医疗卫生服务体系中进行身体活动的建议和指导。如美国预防服务工作组、美国心

① Department of Health. Exercise referral schemes: a national quality assurance framework (NQAF)[EB/OL]. http://www.paha.org.uk/Resource/exercise - referral - systems - a - national - quality - assurance - framework - nqaf. 2001.

② Edwards RT, Linck P, Hounsome N, et al. Cost - effectiveness of a national exercise referral programme for primary care patients in Wales: results of a randomised controlled trial. BMC Public Health. 2013, 13: 1021. doi: 10.1186/1471 - 2458 - 13 - 1021.

③ Gabrys L, Jordan S, Schlaud M. Prevalence and temporal trends of physical activity counselling in primary health care in Germany from 1997 - 1999 to 2008 - 2011. Int J Behav Nutr Phys Act. 2015, 12: 136. doi: 10.1186/s12966 - 015 - 0299 - 9.

脏协会、美国预防医学学会等在 21 世纪初均分别发表建议或立场声明，指出基础医疗卫生服务工作者向患者提供进行规律身体活动的建议与咨询的作用。美国卫生及公共服务部在 2008 年制订发布《美国人身体活动指南》，并连续制订发布 *Healthy people 2010* 与 *Healthy people 2020* 等包含促进国民增加身体活动专门内容的规划。充分显示出其医疗卫生系统在公共政策层面对身体活动促进的重视和行动。

美国通过医疗卫生体系促进身体活动的一个典型项目是"exercise is medicine"（运动是良药）。该活动是 2007 年由美国医学协会（American Medical Association，AMA）和美国运动医学会（American College of Sports Medicine，ACSM）共同发起的，最初目标是使体育锻炼成为美国医疗保健措施的一个标准组成部分。EIM 倡议的主要对象是卫生保健提供者（healthcare providers），因为他们能够接触广大的就诊人群，且拥有独特的机会通过锻炼评估和简易咨询来鼓励人们进行锻炼。EIM 当前目标有三点：一是卫生保健工作者在每次门诊服务中都要评估每位患者的身体活动水平；二是确定患者是否达到了美国的国家身体活动指南建议的身体活动水平；三是提供简易咨询来帮助患者达到指南的建议，或者推荐患者去卫生保健或基于社区的资源获得更多的身体活动指导[①]，因此其具体业务首先是医生在门诊服务中对患

---

① Exercise is medicine. Physical activity in healthcare［EB/OL］. http://www. exerciseismedicine. org/support_ page. php? p = 4.

者进行身体活动评估，包括将其身体锻炼情况作为一项生命体征（vital sign）记入电子病历，并评估患者是否达到了国家身体活动指南建议的锻炼水平，然后通过建议、咨询、书面的运动处方等手段帮助锻炼不足者达到指南建议的水平。为了便于医生在其繁忙的门诊工作中开展身体活动生命体征的检查，一份仅包含身体活动的强度和时间两大问题、完成仅需 30 秒钟的问卷被制订出来以供应用[1]，其有效性也得到了在患者中实际应用的检验。可见，美国的医疗保健系统已经较为全面深入地展开了身体活动的促进。

二 我国运动健康促进的现状

我国政府历来重视通过体育锻炼增进国民健康。国务院于 1995 年颁布实施《全民健身计划纲要》；2009 年颁布《全民健身条例》；2011 年开始实施新一轮全民健身计划（2011 ~ 2015）。体育总局负责各级国民体质监测机构，对国民体质进行监测，并对城乡居民体育锻炼情况进行调查。原卫生部制定了"健康中国 2020"规划，开展了"全民健康生活方式行动"，倡导"日行一万步，吃动两平衡，健康一辈子"。但是实际的效果并不理想，2007 年首次全国城乡居民参加体育锻炼现状的调查结果显

---

[1] Frémont P, Fortier M, Frankovich RJ. Exercise prescription and referral tool to facilitate brief advice to adults in primary care. Can Fam Physician. 2014, 60 (12): 1120 - 2, e591 - 2.

示，全国仅有 3.4 亿个城乡居民参加过体育锻炼；而达到经常锻炼标准的人数，仅占全国 16 周岁及以上总人口的 8.3%[①]；2014 年全民健身活动状况调查公报显示，全国共有 4.1 亿 20 岁及以上城乡居民参加过体育锻炼，全国 20 岁及以上的人群经常参加体育锻炼的人数为 14.7%[②]。《中国居民营养与慢性病状况报告（2015 年）》显示成人经常锻炼率为 18.7%。可见，近年来我国进行体育锻炼的人数虽然呈增长态势，但其在总人口中所占的比例，及其增长幅度都很小。虽然 WHO 指出，身体活动（physical activity）不应与锻炼（exercise）混为一谈，锻炼是身体活动的一部分，涉及有计划、有组织、反复和有目的的动作，目的在于增进或维持身体素质的一个或多个方面；身体活动包括锻炼以及涉及身体动作的其他活动，作为游戏、工作、出行（不用机动车）、家务和娱乐活动的一部分开展[③]，但有研究基于中国健康和营养调查数据的分析显示，1991～2011 的 20 年间，以能量消耗为单位计算的中国人身体活动量，以在工作场所和家庭内活动的部分占主体，并一直呈连续下降的态势[④]。这就表明大多数中国人无论是日常活动还是体育锻炼，都处于不足的状态。

---

① 国家体育总局 . 2007 年中国城乡居民参加体育锻炼现状调查公报［EB/OL］. 2007. http：//www. gov. cn/test/2012－04/19/content_ 2117453. htm.

② 国家体育总局 . 2014 年全民健身活动状况调查公报［EB/OL］. 2014. http：//www. sport. gov. cn/n16/n1077/n1422/7300210. html.

③ World Health Organization. Global Strategy on Diet, Physical Activity and Health［EB/OL］. 2004. http：//www. who. int/dietphysicalactivity/pa/en/.

④ Ng SW, Howard AG, Wang HJ, et al. The physical activity transition among adults in China：1991－2011. Obes Rev. 2014, 15（S1）：27－36. doi：10. 1111/obr. 12127.

作为主要危险因素之一，身体活动不足与慢性非传染疾病（Non Communicable Diseases，NCDs）的发生密切相关。Zhang 等的研究显示，身体活动不足单独负责中国五种主要 NCDs（冠心病、中风、高血压、癌症、2 型糖尿病）产生经济负担的15%[1]。世界银行对我国慢性病控制所做的估算认为，2005 ~ 2015 年，心血管疾病、中风和糖尿病将会给中国造成 5500 亿美元的经济损失；从 2010 年起，未来三十 年内，如果每年能够使心血管病死亡率降低 1% ，其总体净经济效益就会相当于 2010 年中国实际 GDP 的 68% ，或 10. 7 万亿美元[2]。结合上述数据可知，身体活动不足对我国造成的经济损失约可达每年近百亿美元。2012 年《柳叶刀》杂志发表的 Lee 等对主要非传染性疾病进行的负担分析显示，在中国，可归因于身体活动不足的常见非传染疾病人口比率，冠心病为 5. 1% ，2 型糖尿病为 6. 4% ，乳腺癌为 8. 4% ，结肠癌为 9. 2% ，全病因死亡率为 8. 3% ；如果去除身体活动不足这一危险因素，则中国人预期寿命可延长 0. 61 岁[3]。由上述可见，我国国民的身体活动促进亟须加强，并将由此产生巨大的社会价值。

---

① Zhang J, Chaaban J. The economic cost of physical inactivity in China ［J］. Prev Med. 2013, 56（1）: 75 – 8. doi: 10. 1016/j. ypmed. 2012. 11. 010.

② 世界银行. 创建健康和谐生活: 遏制中国慢性病流行 ［EB/OL］. 2011. http: // www. shihang. org/zh/news/feature/2011/07/26/toward – health – harmonious – life – china – stemming – rising – tide – of – non – communicable – diseases.

③ Lee IM, Shiroma EJ, Lobelo F, et al. Effect of physical inactivity on major non – communicable diseases worldwide: an analysis of burden of disease and life expectancy. Lancet, 2012, 380（9838）: 219 – 229.

三 体育在健康中国建设的地位

健康中国建设是以"共建共享 全民健康"为战略主题，以全民全社会主动参与为实施路径，以立足全人群和全生命周期为着力点，提供公平可及、系统连续、一体化服务的国家重大工程。体育主动融入健康中国建设既是当代体育改革发展的时代责任，也是推动体育面向经济社会大局和人的全面发展，实现科学发展、创新发展的必然要求。

体育在健康中国建设中的地位可归纳为两个关键词：一是战略基础；二是前端要地。

战略基础的定位是由健康中国建设两个基本着力点，即全人群和全生命周期锁定的。体育是覆盖全民的社会事业。早在新中国成立之初，党和政府就把增强人民体质，促进全民健康作为体育事业发展的首要任务。改革开放之后，又更加有针对性地系统实施每5年为一个周期的全民健身计划，截至目前，全民健身计划已进入第5个实施周期。2014年《国务院关于加快发展体育产业 促进体育消费的若干意见》（国发〔2014〕46号）更是明确提出把"全民健身上升为国家战略"。从实践上看，广泛持续开展的全民健身运动在促进和维护全民健康方面的基础性作用日益显著，"全民健身—全民健康—全面小康"已经构成了一个完整的逻辑链，正在不断推动经济社会的全面协调可持续发展。同时，现代体育还是生涯体育，覆盖生命个体的全过程，从生命胚胎的孕育到生命之火的息燃，运动始终伴随着生命的律动。婴幼儿体育从孕妇体操到婴儿游泳致力于促进生命胚胎的完美孕育和初生儿基本的肢体运动，儿童少年体育致力于促进个体的生长发育和基本运动技能习得，青年和中年人体育致力于维持生命的张力，维护平衡的新陈代谢和身心健康，老年人体育致力于保持必要的运动能力，延缓衰老，防治慢性疾病，尽可能延长有尊严的生命存在。生命不止，运动不息，已经成为全社会的普遍共识。现代体育横向到边的全民性和纵向到底的全周期性，与健康中国建设的两个基本着力点完全契合，这种发力点和过程的重合，不仅使体育促进健康对接准、功效长，而且还因为体育介入方式的自然生动和成本低廉，而使得体育在建设健康中国的伟大工程中应然地居于不可或缺的战略基础地位。

前端要地的定位是由影响人类健康诸要素的动态变动、不可控健康威胁风险上升、体育促进健康效能多元和低成本等多因素共同决定的。首先，影响人类健康的基本要素主要是遗传、营养、环境、医疗水平、卫生习惯、身体活动等。一般在经济社会发展水平较低的国家和地区，遗传、营养、医疗水平是影响健康的主要因素，但是随着经济社会发展水平的不断提高，原来比较次要的因素，如生活方式、身体活动反而成了主要因素，特别是营养过剩与身体活动不足带来的慢性疾病普发，正在成为威胁大众健康的重要因素。当前，在导致中国人健康问题的多种原因中，身体活动不足的位置迅速上升。其次，随着我国持续健康威胁因素（水体、空气、土壤）长期存在以及滥用抗生素现象普遍存在，诸如"SARS病毒"入侵这样不可控的健康威胁风险不断提升。而面对人类首次出现，尚没有明确有效的治疗手段的突发性疾病，医疗部门能给出的建议，只能是勤洗手，注意卫生和加强锻炼，提高抵抗力。体育锻炼在预防和对抗人类突发性新型疾病方面的基础性作用也日益显著。最后，体育在促进人类健康方面还具有多效用、低成本的优势。运动不仅对身体健康有促进和维护作用，而且对心理健康、社会适应能力提升，甚至道德健康都有实际的促进作用，同时，对比其他健康促进手段，运动简便易行，实施的成本也相对较低。

总之，对任何一个国家来说，健康人群和亚健康人群（只需调整生活方式，不需要医疗介入）的人口比例都远高于需要治疗的不健康人群。运动是治未病的重要手段。目前欧美国家都在极力推动"运动是良药"的社会运动，旨在通过广泛开展全民健身活动来把住建设"健康国家"的前端关口。正所谓"国民健康关系到国家财政的健康"，如果我们建设健康中国不在前端发力，而是自觉或不自觉把它搞成了"医疗中国""卫生中国"，那么不仅最终效果难以保证，而且实施的成本，特别是政府财政也很难承受。所以，在战略层面上将体育定位为健康中国建设的前端要地意义重大。

四　充分发挥体育在健康中国建设中的作用

伴随着人类文明进步和经济社会发展，体育在促进和维护人的健康方面具有功效，逐渐被人们所认识和利用。毛泽东主席在《体育之研究》中指出，体育之功效在于"强筋骨、增知识、调情感、强意志"，"欲文明其精神，先自野蛮其体魄。苟野蛮其体魄矣，则文明之精神随之"。20世纪后半叶以来，随着经济社会发展和科学技术的进步，人们对体育促进健康的认识更加全面，概括起来，体育在健康中国建设中的作用主要有以下几个方面：

其一，体育可以全周期、全人群保障人的身体健康。人作为生物体其生命历程包括孕育期、生长期、成熟期、衰老和死亡期，运动不仅是生命存在的表征，更是生命活力的源泉。人们通过主动或被动地参与体育活动可以全周期促进和维护身体的健康。在孕育期通过孕妇的身体活动和由母亲帮助的身体活动，是提高胚胎质量和促进生命初期细胞和肢体正常发育的重要手段，在儿童少年的生长期保证他们有充足的身体运动时间，是促进肌肉、骨骼正常生成和形成良好运动能力的必然要求，在生命的成熟期有规划地定期参与体育锻炼更是维护生命张力、降低慢病风险、对抗亚健康最有效的方法，而到了生命的衰老期，持续不断的体育锻炼也是对抗衰老、延长寿命、提高生存质量的不二选择。同时，从人群的角度看，一个社会总是由健康人群、亚健康人群和有疾病人群构成的。对健康人群来说，体育锻炼是全周期生命促进和维护的最经济、最适用的手段，对目前日益增多的亚健康人群来说，体育锻炼是最有效、最安全的调理和矫正手段，对已经患有疾病的人群来说，在医生和康复师指导下的体育锻炼也是治疗疾病、加速康复、提高带病生存质量的重要辅助手段。总之，在吃得越来越好、宅得越来越深、持续健康威胁因素短期内难以化解、突发公共卫生事件风险居高不下的今天，持续的、全生命周期的体育运动对人身体健康的促进和维护作用也变得越来越基础、越来越重要。

其二，体育可以积极促进和维护人的心理健康。体育促进健康的独特之处在于身心一体、双效合一。现代社会的快节奏、强竞争、多欲望引发的心理健康问题日益凸显，而由心理问题引发的亚健康和生理疾病又十分普遍。积极参与体育锻炼不仅能改善身体的内平衡，为心理健康打下坚实的物质基础，而且能调情绪、减压力、强意志，改善认知能力和记忆水平，提高学习和工作的效率。同时，有针对性的运动干预还是治疗心理疾病的有效手段。目前国内外的研究表明，运动在治疗自闭症、焦虑症、抑郁症以及在提高戒毒成功率和降低自杀率等方面都有十分特别的作用。美国的一项调查显示，1750 名心理医生中，80% 的人认为体育锻炼是治疗抑郁症的有效手段之一。

其三，体育是提高人的社会适应能力的有效手段。马克思说："人的本质不是单个人所固有的抽象物，在其现实性上，它是一切社会关系的总和。"人的社会适应能力既是个体社会存在的基础，也是社会有序运行的保障。中外体育发展的实践证明，体育是提升个体社会适应能力的重要手段。一方面，体育是促进儿童少年早期社会化最有效的途径。世界各国都在幼儿园和小学阶段安排和组织大量的游戏和体育活动，其目的不仅是促进身体发育，也是让孩子们在运动游戏中了解社会习俗、学习社会规则、学会与他人分享、合作和竞争。大量的事例表明，在儿童少年时期缺乏运动游戏参与，往往在成年后都会不同程度地产生社会适应能力弱的问题。另一方面，即使是早期社会化完成较好的人，在进入成年后也会因为学习、工作、情感、阶层结构、经济状况、民族宗教等诸多问题产生社会适度障碍。而有目的地组织社会适应障碍的群体和个体参与形式多样的体育运动也是解决这类问题的有效方式。欧美大量的实践表明，体育是防止青少年犯罪、防止吸毒、化解和防范因种族宗教信仰不同、社会阶层和收入水平差异而导致社会疏离，甚至反社会行为的有效手段。同时，对正常人来说，经常参加体育活动也是抗压减压、疏解不良情绪、丰富情感、提升意志力、改善人际交往，进而不断提升社会适应能力的有效方式。在现代社会，个体社会适应能力不足往往会导致诸多的心理疾患，进而严重影响人的健康，而体育在预防和化解这类健康威胁方面具有全球公认的价值。

其四，体育产业是健康服务业的重要组成部分。发展大健康产业是建设健康中国的重要内容，而包含体育产业在内的健康服务业在大健康产业中占有重要地位。运动健身、体质监测、运动处方大数据、慢病运动防治、运动伤病预防和治疗、普遍患者的术后病后运动康复、运动专用食品饮料开发、运动诊疗器材开发，以及与旅游、养老、地产、保险配套协同的健康服务生态圈的建设，都是体育产业对接健康服务业的重要端口。加快发展对接健康中国的体育服务业既是拓展体育产业发展空间的需要，也是推动大健康产业，特别是健全健康服务业产业链和生态圈的重要内容。

正如现代奥林匹克运动之父、法国人顾拜旦在《体育颂》中咏颂："啊，体育，天神的欢娱，生命的动力！啊，体育，你就是培育人类的沃地！你通过最直接的途径，增强民族体质，矫正畸形躯体；防病患于未然……"今天的体育不仅能给你快乐，更能给你健康，希望运动成为每一个中国人的健康卫士。

9

全民健身：健康中国的有力支撑

卢元镇

卢元镇，男，1942 年生，江苏苏州人，华南师范大学体育科学学院退休教授、博士研究生导师。曾任中国社会学学会理事，体育社会学专业委员会副主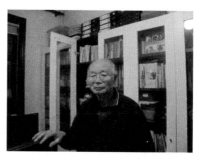任委员、秘书长，中国体育行业职业鉴定专家组聘任专家，国家体育总局全民健身专家委员会委员。曾在美国国际体育协会联合会年会、日本东京、仙台、名古屋等大学、匈牙利国际田联会议上讲学，还多次到香港、澳门等地讲学，或参加学术活动。参加了历届中国体育科学大会，多次做主旨报告或主题发言。多次参加国际国内论坛活动，在北京论坛、第九届世界休闲大会等，在会上做主题报告。曾参与创立中国体育社会学和社会体育导论，力主中国体育的体制改革，尊重公民体育权利和主张体育进入健康中国规划。

随着里约奥运会的结束，国民对里约奥运会的关注，与国民对自身健康的持续关切，成为社会两大热点。实际上，近年来中国体育事业一直在健康百姓和金牌效益的权衡中"纠结"。体育究竟应该起到何种社会作用是一个国际性话题，值得深入研究。虽然我国很早就强调"发展体育运动，增强人民体质"，而近几十年来我们对奥运金牌的政治效益看得很重，直至近些年才出现了比较大的转变。民众对竞技体育的价值观发生了变化，奥运金牌热逐渐褪去，体育的健康价值提到越来越高的水准上。这种情况的出现和我国经济与社会的高速发展关系十分密切。当我们在很多社会问题没有得到有效解决时，甚至在温饱问题尚未得到完全解决时，很希望奥运金牌给我们国家"提提神"。当前，一些困扰我们的问题已经初步缓解，人们已经可以以平静的心态看待奥运金牌的得失。

今天，中国在高速发展过程中也遇到了工业发达国家在二十世纪六七十年代遇到的普遍性的健康问题。因此，美国、欧洲、日本等都相继推行过类似于健康中国的健康战略规划，值得注意的是，他们同时也花费了巨大的精力开展了一个称为"Sport for all"的大众体育运动与之配合，在中国则称之为"全民健身"。这两个现象的耦合并不是偶然的，因为当今健康所具有的社会性，要求医疗卫生和体育紧密合作、通力配合。

这两个领域的合作也表明，解决健康问题并不是单个部门的事情，是需要全社会多部门参与，甚至还需要全社会整合协调各方面的力量齐抓共管。以教育部门为例，健康教育应该作为健康中国的前提，但是我国学校教育中的健康教育非常薄弱，在应试教育的挤压下，健康教育过去仅有的生理卫生课，现在不少学校也已经取消，使得孩子们对自己的身体毫无了解，缺乏科学正确的健康观和生命观。再如，我们生活中的空气、水和土壤，我们使用的食品和药品都不同程度存在危害健康的因素，需要环境保护等部门下大力气去解决。

凡此种种，最应该得到重视的领域就是体育运动。体育运动在维系人类健康方面起到的作用至关重要，与医疗卫生相比有以下几个特点：第一，作为一种非医疗的健康干预，体育运动采取的是主动促进健康的方式，而医疗卫生往往是在人们罹患伤病后不得已而为之的被动应对；第二，体育运动是群体性的身体活动，是多数人参与、共享的，带有很强的社会属性，相对成本较低；而医疗健康干预一般是针对具体的特定个人的医学活动，社会成本呈逐步升高的趋势；第三，体育运动给人们带来的心理感受往往是愉悦的，是在快乐的心境下解决人的健康问题，不同于得病后在巨大心理的痛苦压力下去解决健康问题。

将体育运动纳入健康中国建设中，是中国社会的巨大进步。过去强调医疗卫生改革，围绕如何改善医疗条件，改革医疗卫生的体制机制，降低药品耗材等下了很大的工夫，大多数社会成员只能被动等待而不能参与其间。将体育运动纳入健康中国规划后，情况就大不相同。

许多专家都提出要将获取健康的被动化为主动，消极化为积极，强制化为自觉。主动健康是指"治病于未病"，主要手段是靠体育运动与健康教育。主动健康的实施应该是多层次的，有国家的、社会的、家庭的和个人的。不管在哪一层次，体育运动都是主动健康的核心。而主动健康的本质就是体育运动前置的问题。为此笔者提出如下"四个前置"。

一是在国家经济与社会发展的整体活动中体育地位的前置。中国历史就轻视体育，在古代传统文化中没有体育的地位。到了近代，体育是舶来品，可有可无自生自灭。到了当代，体育在行政、学术、经费等排序时总居末位，最近新出炉的《2016 年中国社会蓝皮书》全书几十万字竟只字未提体育，好像体育不存在于中国社会一样。

二是在医疗健康干预与非医疗健康干预排序过程中体育地位的前置。医疗卫生关系到人们生老病死的切身利益，是社会最敏感的神经。医疗卫生的重要性是不言而喻的，医疗卫生经费问题常常可以成为社会矛盾的焦点，甚至上升到政治层面，在国外甚至成为选举成败的关键问题。在人口寿命普遍延长的现代社会，国家与家庭医疗经费的突增已成为不可遏制的趋势。但是在中国国家投入的医疗经费与体育经费呈畸形的比例关系，全国医疗经费每年约为 4 万多亿元，体育经费仅为千亿元，连医疗卫生的零头都不够，完全不相称。

三是在教育中的体育地位的前置。我国的教育方针是德智体美全面发展，而且特别强调"健康第一"，而实际上无论健康教育，还是体育教育都没有排到应有的地位。三十多年来，学生的体质状况下降的趋势始终未能得到根本改善。我们正在源源不断地把一批批缺乏健康知识、体育知识技能的、没有体育兴趣习惯的、健康状况欠佳的青少年推进社会，再推进日益昂贵的医疗系统中去。因此，我们必须在学校教育阶段把学生的"生命观""健康观""运动观""休闲观"建立起来。

四是在体育内部要做到全民健身地位的前置。改革开放初期，我国优先发展竞技体育的体制所形成的巨大惯性，经过多年的体育改革，虽有所变化，但体育功能结构中全民健身与高水平竞技畸轻畸重的问题还要在供给侧改革中做进一步调整，以适应"健康中国"的大格局。

2016 年国务院颁发的《全民健身计划（2016～2020 年)》中提出，要将全民健身"作为健康中国的有力支撑，作为小康社会的国家名片"。国家已将全民健身放在重点发展的位置上，从这个意义上而言，重新定位健康中国中全民健身的价值，是健康中国建设中的一个不容忽视的特点。

10

提高人口素质　普及健康知识
建设健康中国

翟振武[①]

翟振武，男，1954年生，中国人民大学社会与人口学院教授，主要从事的研究领域是人口学和人口、资源与环境经济学，研究方向有人口与经济、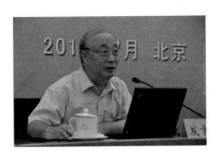人口与社会、人口政策、生育率、老龄化等。现在担任中国人民大学人口与发展研究中心（教育部人文社科百所重点研究基地）

---

① 李龙为第二作者。

主任、《人口研究》杂志主编，兼任中国人口学会会长、中国计划生育协会副会长、国家卫生计生委专家委员会成员、国务院学位委员会第七届学科评议组成员等，享受国务院特殊津贴。曾获我国人口界最高个人成就奖——第五届中华人口奖（科学技术奖），并曾为中央政治局第二十八次集体学习（世界人口发展和全面做好新形势下我国人口工作）进行讲解。

健康是最基本的福祉，也是最重要的民生。当和财富、权力、声誉等诸多因素放在一起时，健康常被人们比作是"1"，排在最前面，而其他的因素则只能被算作是排在后面的"0"。这意味着有了健康，才有了一切；丧失了健康，也就丧失了一切。健康素质本身是人口素质的一个基础组成部分，而人口素质的其他组成部分，特别是教育、科学、文化素质，又对健康本身产生很大程度的影响。从近现代的发展进程和国内外的实践经验来看，全民健康的实现既依赖于人口素质的提升，又推动着人口素质的提升。建设健康中国，应当充分认识人口素质与健康水平相互促进、有机统一的关系，始终明确全民族全人口的素质提升是健康中国的关键支撑，通过构建素质教育平台、拓宽终身学习通道来着力普及科学知识和健康知识、努力培育健康素养，让人们掌握更多的技能、更强的手段来控制健康风险、消解寿命威胁，从而以更强健的体魄、更振奋的精神拥抱梦想、成就精彩、赢得幸福。

一 历史的启示与国际的经验

人类文明演进的历史也是为改善健康、延长寿命而同疾病、死亡对抗的历史。有文字记载以来的千百年间，人类在这场几乎没有硝烟的"战争"当中遭遇了重重的挑战、经历过无数的波折，最终"败绩"甚多：一次饥荒就足以饿殍遍野，一场瘟疫就能够尸横遍地，面对灾难，人类为改善健康、延长寿命而投入的资源、付出的努力似乎顷刻之间便都化为"泡影"。总的来说，人类的健康体系在过去十分悠长的岁月里是相对脆弱的，人类的寿命水平在以前极为漫长的时期中则是相当低下的。直到近代工业革命之后，人类才开始有更多的机会、更强的能力来击退饥荒、瘟疫等灾难的侵袭，从而以"胜利者"的姿态赢得健康的稳步发展、寿命的持续提高，这段历史是从18世纪后期19世纪前期才拉开的序幕。

我们可以使用平均预期寿命来直观而清晰地展现上述变迁过程。平均预期寿命不仅是在人口统计中最为经典的指标之一，同时也是最能反映宏观健康状况的指标之一。死亡数据是估算平均预期寿命的基础，而瑞典的死亡数据被公认为历时很长且质量很高。借助这些足以上溯至17世纪的珍贵资料，学者就能绘制出寿命图谱，进而就能从中管窥世界在400余年里所跨越的健康之路。图10-1即为瑞典平均预期寿命变动轨迹。我们发现，19世纪之前的平均预期寿命基本处在很低的水平，平均起来，只有大约35岁。而且，这200年中的平均预期寿命可谓"跌宕起伏"：民安物阜的时节里，平均预期寿命一度可以接近 50 岁；而灾难频仍的年月里，平均预期寿命则骤减至 20 岁以下；尤为引人注目的无外乎 1710 年左右出现的"极端低值"（平均预期寿命陡降，以致连 10 岁都达不到），实际上，这时的瑞典经受了历史上最后的一次大型瘟疫，数以万计的人口因此而丧命。

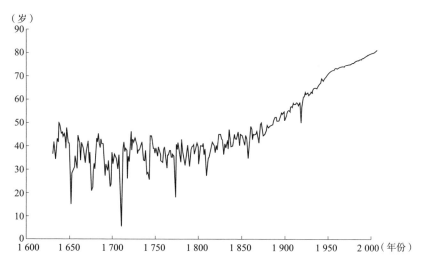

图 10 - 1　1630 年以来的瑞典平均预期寿命变化趋势

资料来源：Gapminder World，"200 Years that Changed the World"，https：//www. gapminder. org/downloads/200 - years/，2010.

随着工业革命逐渐展露出了改造世界的强大威力，人类发展也掀开了崭新的一页。我们从图 10 - 1 中看到，19 世纪以来的平均预期寿命相比先前呈现两个最为显著的变化。一方面是步入了上行通道，而且是快速通道：先前的"正常"年份也就勉强能到 40 岁，200 年间几乎未有较明显的抬升，而通过迅猛增长，到 1900 年时则接近了 55 岁，到 2000 年时更达到了 80 岁。另一方面则是波动得越来越少，同时幅度也越来越小：先前总是忽升忽降、时高时低，任何一个十年之中都未显示出稳定的增长势头，而从 19 世纪后期开始，大的波折已经难觅踪影（除在"二战"期间）。上述变化事实上广泛地发生于西方发达国家以及一些拉美国家，其他众多的亚非拉发展中国家出现类似变动的时间相对更滞后一些，直到"二战"结束，他们才开启了平均预期寿命持续而快速提高的进程。而今，全世界总体上的平均预期寿命接近 72 岁，发展中国家与发达国家间的差距不断缩小（尽管到 2015 年时仍大约 9 岁），这反映了人类健康水平普遍的大幅度的改善。

纵观健康发展与寿命演化的百年图卷，我们不禁会问：1900 年过后，饥荒、瘟疫等灾难的影响何以大为减小甚至几近消失，难道因为这些灾难本身变少变弱了吗？诚然，平均预期寿命的增长离不开经济发展、收入提高带来的营养水平改善、健康状况优化，这无疑提供了抵御饥荒、瘟疫等灾难的重要基础。然而，我们同时会注意到，进入 20 世纪后，即便在不发达的、低收入的国家中，灾难的破坏性也已经是"大不如前"，平均预期寿命也表现得"波澜不惊"。这其实就主要得益于人们掌握了更多的技能、更强的手段来控制健康风险、消解寿命威胁，其所依赖的很大程度上是宏观层面的公共卫生和预防医学的进步、微观层面的科学素养和健康知识的提升。如果重新审视近代工业革命以来的欧洲史，我们就会充分认识到，公共卫生和预防医学的进步、科学素养和健康知识的提升在"延年益寿"方面所作出的贡献最为突出（前者又以后者为基础），它们两者所发挥的作用不仅要比经济增长、收入提高等间接性因素更大，而且也超越了临床发展、药剂研发等直接性因素。

工业革命席卷欧洲之后，平均预期寿命并未立即出现与经济状况、收入水平同步提高的趋势。而实际上，由于缺乏相应的公共卫生体系和必要的健康科学知识，经济增长、收入改善本具有的积极健康效应反倒被居住拥挤、环境恶化等的消极健康影响完全地抵消掉。我们在许多描绘当时城市社会的文字中看到的是烟尘遮天、污水蔓延、垃圾成山掩映着简陋的窝棚、泥泞的道路、狭窄的街区、杂乱的工厂等的典型图景（例如，有人在谈到英国伦敦街道时毫不讳言："总是堆着垃圾，唾沫、呕吐物、动物和人的排泄物也不清理，像是堆了 20 年。"），在工业化的大潮中盲目进入城市社会的人们非但感受不到自身福利的提升，其死亡水平甚至要超过农村居民，婴儿死亡率表现尤为明显。因此，纵使是在工业革命发轫、当时全球最富的英国，平均预期寿命也还不及现在世界最穷的国家，而其他西方国家的平均预期寿命又大都不如英国：英国注册总局（General Register Office）曾公布的数据显示，当时英格兰和威尔士的平均预期寿命只有 41 岁，其中，像曼彻斯特和利物浦这样的工业重镇，其平均预期寿命仅为 25 岁，与之相比，2015 年时，最"短命"的国家（几内亚比绍）也接近了 55 岁（英格兰在 20 世纪上半叶才达到了这一水平）。以上两者之间十分突出的差距，主要应当归因为旧时代的卫生条件脆弱、健康知识薄弱，抗疾病的能力不足，即便那时你再有钱，存活的机会也大不如今天。而随着时代的演进，居住环境得到整治、卫生知识逐渐普及、健康行为日益盛行，才改变了健康发展滞后于经济发展的状况，推动了平均预期寿命平稳而持续的增长。

一些关于现代人口增长的研究早已明确地指出，几乎所有西方发达国家的平均预期寿命在临床医学的进步产生其影响之前就有很大的提升。在19世纪以来相当长的时间里，人们还基本指望不上临床医学在抗击疾病方面，尤其是在抗击传染性疾病方面，担当主角。除了开发疫苗控制天花（1796年，Edward Jenner发明牛痘接种法）之外，众多的传染性疾病仍然让当时的临床医学束手无策，甚至连识别其病原体都进展十分缓慢，直到20世纪30年代以后，磺胺类和抗生素药剂研发成功才使一些传染性疾病得到临床医治。然而，这些传染性疾病尽管还会肆虐人间，但引发的死亡危机无论是强度还是频度都在不断降低。究其原因，并非疾病得到了"治"，而是它们得到了"防"。以曾祸害一时的"黑死病"为例，它实际上是指鼠疫，由耶尔森菌（Yersinia Pestis）引发，患者皮肤常呈现黑紫色，遂有此名。鼠疫在欧洲有过三次大爆发，始于14世纪40年代的第二次大爆发使之臭名昭著，据估计，这期间的60年里，"黑死病"让欧洲人口几乎减少1/3，主要的欧洲城市都未能幸免，历史前行的车轮也被它左右。与鼠疫作斗争的年代充满了血与泪，人们也从中积累了宝贵的经验、找到了有效的办法，那就是通过设置检疫站点、建立隔离制度、关闭集会场所等来阻挡瘟疫蔓延。时至今日，上述控制传染源头、切断传播途径的疾病防控理念仍然体现在抗击鼠疫的重点策略中。到 19 世纪末，鼠疫出现第三次大爆发，尽管其流行速度之快、波及地域之广远超过上一次，但是其造成的死亡人数却明显下降，这很大程度上要归功于防控技能和手段的提升。

公共卫生和预防医学的进步树立起对抗疾病的第一重堡垒、提供了促进健康的第一道保障，它的意义与价值通过居住环境整治、卫生习惯改善充分地显现出来。恩格斯在《英国工人阶级状况》中强调："霍乱、伤寒、天花及其他流行病的反复不断肆虐，使英国资产阶级懂得了如果不愿同自己的国人一起成为这些疾病的牺牲者，就必须立即改善自己城市的卫生状况。"在 19 世纪的后半叶，欧洲各国纷纷开始出台城市卫生政策和法规、加强城市基础设施的建设、推动城市公共环境的整治：下水道的开掘等解决了污水横流的问题，专门化的处理改变了垃圾遍地的状况。除此之外，清扫、除垢、杀虫和消毒也开始普遍进行。上述举措在城市营造了更干净整洁的生活环境，从而为防控鼠疫、霍乱等传染性疾病奠定了坚实的基础，这就是以防控传染性疾病等为目标的"第一次卫生革命"。与此同时，随着卫生知识日益深入人心，人们的卫生习惯也有了极大改观。洗手、洗澡、通风等一系列抗感染、促健康的举措逐渐推广开来。一个有关于洗手的经典案例可以很好诠释卫生习惯改善所产生的积极效应。19 世纪40年代的产科医生由于相关知识极度匮乏，并不知道接生之前需要洗手，产褥热（产后发热）发病率极高，塞麦尔维斯（Ignaz Semmelweis）从意外事件中得到启发，明确产褥热是经由医生之手传染，医生们不卫生是产后疾病盛行的原因。为此，他要求接生前先用肥皂、再用漂白液洗手，结果，产妇的死亡率一下子从18%降为1%（见图10-2中红线前后）。今天，临床医学已经高度发达，但是面向全民、预防为主作为初级卫生保健的核心原则仍被大力地倡导，足见其发挥的先导性和全局性作用。值得一提的是，尽管公共卫生和预防医学的进步存在于宏观层面上，不过，其理念基础和行动依托却有赖于微观层面上科学素养和健康知识的提升，没有科学素养和健康知识的提升，公共卫生和预防医学恐怕"寸步难行"，这从普通民众最开始为预防通过飞沫传播的疾病而不洗澡等类似事例中就能可见一斑。

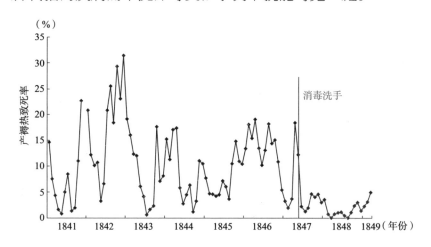

图10-2　1841～1849年期间每月产褥热致死率

资料来源：Wikipedia，https：//en. wikipedia. org/wiki/Ignaz_ Semmelweis，2016.

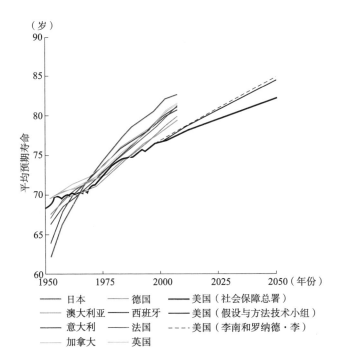

图 10 - 3　1950 年以来的主要发达国家平均预期寿命变化趋势

资料来源：United Nations（2011）；Board of Trustees，Federal Old - Age and Survivors Insurance and Federal Disability Insurance Trust Funds（2011）；Li and Lee（2005）；and Technical Panel on Assumptions and Methods（2011）.

　　科学素养和健康知识的提升也使得人们的行为和生活方式与往日大不相同。特别是到 20 世纪以后，健康风险因素越来越集中地表现在行为和生活方式层面上，健康教育和健康促进也成为最重要的初级卫生保健措施。反观那些不良行为和生活方式相对较为盛行的国家和地区，其平均预期寿命甚至都会受到明显的"拖累"。美国的平均预期寿命从 1950 年到 2000 年间增长了大约 9 岁，这一变动不算小，然而，许多其他发达国家同期增速却更为迅速。图 10－3 是把美国和主要发达国家（在选定的国家中，除了西班牙和澳大利亚，日本、德国、意大利、法国、加拿大、英国和美国同为七国集团成员，他们一般被认为是实力雄厚的老牌发达国家）进行平均预期寿命变动趋势对比。一目了然的是：1950 年时，美国在其中居首，2000 年时，美国却在其中垫底，与之相对，日本则从最低走到了最高。什么样的原因使得美国从主要发达国家中"掉了队"呢？美国国家研究委员会（National Research Council）给出的答案是："重度的吸烟史和现存的超重状况是造成美国人口寿命水平相对偏低的关键因素。"他们认为，这两者足以解释原因中的 60% 以上。实际上，吸烟、酗酒、饮食失衡、毒品滥用、睡眠不佳、锻炼不足，诸如此类的不良行为和生活方式已显示出实实在在的危害。据世界卫生组织估计，由不良行为和生活方式诱发的死亡已经可以占到六成，而在发达国家，甚至不亚于七成。可见，不良行为和生活方式对健康的影响程度已然不容小觑，我们应从国家战略高度认识健康行为和生活方式的重要意义。

近代工业革命以来的健康发展与寿命提升是经济因素、社会因素、环境因素、科学因素、行为因素等相互结合、共同作用的结果，不同的历史阶段可能有着不同的主导因素。而从深层次来看，这些因素能够发挥作用的潜在基石无不都是科学素养和健康知识的提升：如果人们始终沉浸在对疾病预防的无知、对风险控制的忽视中，经济增长可能急功近利，无助于生活质量的改善；社会建设可能偏离正轨，阻碍着公共卫生的进步；环境开发可能破坏生态，制造出疾病传播的温床；医药科技甚至可能丧失应用的土壤、革新的动力；行为方式也有可能任由错误的观念指导。提升了科学素养和健康知识，才能让改善健康、延长寿命的各项举措、各种实践彻底通了经络、真正有了内力，而不是成了"头痛医头，脚痛医脚"的权宜之策或者"捡了芝麻，丢了西瓜"的困顿之举。教育是科学素养和健康知识提升的根本路径。可以想象，人们的受教育程度越高，掌握的信息资源就会越多，同时也越有能力从中去伪存真、去粗取精，越有能力将其和实际相匹配、同行动相关联。因此，高教育程度者往往也是科学精神的秉承者、健康行为的力行者，他们的疾病预防技能和风险控制手段相对更强，从而健康状况更好，平均预期寿命更高。图 10－4 给出的是世界各国 2009 年相对应的平均预期寿命和平均受教育年限，显而易见的是，教育程度与寿命水平呈正相关关系，男女都不例外。发展教育，培育了素养，也普及了知识，最终锻造的是健康基石，过去如此，现在如此，未来亦将如此。

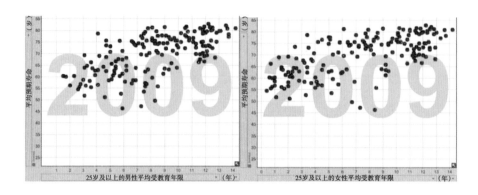

25岁及以上的男性平均受教育年限 (年)　　　25岁及以上的女性平均受教育年限 (年)

图 10 – 4　世界各国平均预期寿命与平均受教育年限的关系

资料来源：Gapminder World，www. gapminder. org/world，2016.

二　中国的成就与当前的问题

聚焦中国，无论是两千余年的封建时代，还是一百余年的半殖民地半封建社会，平均预期寿命都是波动得多而增长得少，这似乎同先前看到的瑞典等国的历史情形"如出一辙"。然而，必须注意的是，到了近代鸦片战争之后，连年的战乱下继发饥荒，又穿插瘟疫，受到多重灾难折磨的民众苦不堪言，其健康状况增添了更多的不确定性，寿命水平未升反降。学界基本可以达成共识的是，新中国成立前夕，我国的平均预期寿命仍停留在30岁至40岁，几乎就形同于近代工业革命前夜（18世纪后期19世纪前期）的瑞典。国民党政府公开的资料显示，当时，婴儿死亡率一度高达200‰，1/5的孩子活不过一周岁的生日；大城市里，产妇死亡率竟也高达15‰，每百人中就有一人死于分娩的过程中。新中国的成立极大地改变了上述情况，平均预期寿命很快就从挣扎了千年之久的"泥淖"中走出，在二十世纪的五六十年代一举跃升到了较高水平，图 10－5 正反映了这个过程。可以看到，50 年代初和 60 年代末犹如设定了两条"分界线"：50 年代以前，平均预期寿命在低位徘徊不前；60 年代以后，平均预期寿命则在高位平缓增长（这也符合全球平均预期寿命增长的一般性规律，亦即超过 60 岁后增速逐渐放缓）；其间的 20 年，平均预期寿命迅猛地提升了 20 多岁（由不到 40 岁变为超过 60 岁），每年增长 1 岁多（不包括三年经济困难时期）。尽管平均预期寿命在五六十岁时增长最快属于全球的一般性规律，不过，经过一番比较，就能够发现这样的增速实际上快得有点儿"惊人"：美国、英国、法国等完成从 40 岁到60 岁的跨越都历时上百年，德国、意大利等也花费了七八十年。

　　新中国的诞生之所以立即就开启了平均预期寿命攀升的进程，既得益于安定的社会环境、发展的农业生产，更离不开对高致死率疾病的防控。二十世纪的五六十年代，轰轰烈烈的爱国卫生运动席卷了大江南北。在运动中，旧时代里横行无忌的传染性疾病、寄生虫类疾病、地方性疾病等受到了系统的预防和完备的控制，它们为害一方的土壤得到了有效铲除。我们不妨来看一下血吸虫病的防控情况。血吸虫一旦寄生在人体后，就会造成虫卵沉积并诱发脏器病变，严重地破坏健康。这种疾病在新中国成立

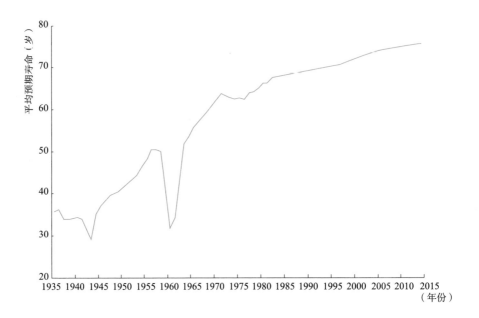

图 10-5 1935~2015 年中国平均预期寿命变化趋势

资料来源：Gapminder World，"Life expectancy at birth in Gapminder World：data，metadata and notes"，www. gapminder. org/world，2016.

初期广泛流行于长江流域 12 个省份，祸及 1000 余万患者，"千村薜荔人遗矢，万户萧疏鬼唱歌"曾是最真实的写照。为了防控血吸虫病，上下齐动员，城乡共参与，全民打了一场消灭中间宿主钉螺的"大胜仗"，1956 年灭螺面积达到 10 亿平方米，1958 年血吸虫疫区高发态势随之基本扑灭。针对许多烈性传染病的斗争都取得了类似的"战果"：鼠疫、斑疹伤寒等发病率在不到 5 年间就下降了大约 90%，天花因牛痘普种而几近绝迹，结核病在防痨机构努力下也基本被控制住。"瘟神"送走之后，才正有了"六亿神州尽舜尧"的兴盛气象。爱国卫生运动除了开展防控疾病这类工作之外，也肩负着整治环境、移风易俗等方面的使命，从而重塑了不少地区的卫生面貌。毛泽东特别指出："环境卫生，极为重要，一定要使居民养成卫生习惯，以卫生为光荣，以不卫生为耻辱。"一时间里，男女老少掀起大除"四害"（老鼠、臭虫、苍蝇、蚊子）、大推"两管"（管理饮水和粪便）、力行"五改"（改良厨房、水井、厕所、畜圈和卫生环境）、力争"八净"（孩子、身体、室内、院子、街道、厨房、厕所、畜圈都要干净）之风。总的来说，爱国卫生运动为改善中国人的健康、延长中国人的寿命作出了巨大的贡献，也开拓了中国特色的健康发展道路，让中国在全球健康发展中显得格外耀眼。

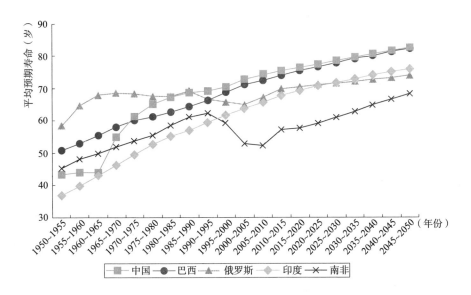

图 10 −6　1950 ~2050 年"金砖五国"平均预期寿命变化趋势
资料来源：United Nations, World Population Prospects: The 2015 Revision, 2015.

相比于中国，大部分发展中国家虽然也在"二战"之后出现了平均预期寿命的较快增长，但却很少有国家能匹敌中国速度。我们可以对"金砖五国"的平均预期寿命变化轨迹作个比较。"金砖五国"包括巴西、俄罗斯、印度、南非与中国，他们资源雄厚、市场新兴、潜力巨大，算是发展中国家里面的"佼佼者"。联合国发布的数据显示（图10-6），自从20世纪80年代以来，中国的平均预期寿命一直位列五国之首，最近十数年间更是远高于除巴西以外的四国，且未来的三四十年里还将维持这种态势。中国在健康之路上跨出的步子能更大、更快，最主要的优势就是新中国成立以后卓有成效的爱国卫生运动，而步子能够稳健、不停滞，则与持续快速的经济社会发展、积极有效的卫生领域改革密不可分。除此之外，几千年里积淀下来的中国传统医药知识宝库也为健康发展贡献了诸多有益之处。这不仅包括了中药方剂、中医诊疗在对抗天花、疟疾等古老疾病方面发挥的重要作用（开发出人痘接种、青蒿入药等为国际认同的疾病防治技术），而且也反映在长期以来所倡导的养生之道中。实际上，养生之道荟萃了不少的健康知识，也引领着健康的行为和生活方式。例如，南北朝时，陶弘景的《养性延命录》中提到："不欲饱食便卧及终日久坐，皆损寿也。"唐朝时，孙思邈的《摄养枕中方》中认为："又鱼脍生肉，诸腥冷之物，此多损人，速宜断之。"由此可见，古代中国就对日常锻炼、均衡饮食等多有推崇，这些理念代代传承，泽被当下。中国几千年里的医药经验在支撑健康发展等方面是民族的瑰宝，也是世界的财富，其影响扩展到东亚和东南亚的不少国家当中，他们的寿命增长也显示出明显快于全球平均水平的趋势。

中国人口的死亡率已经在低水平持续很长时间，平均预期寿命也达到了较高水平，国家统计局公布的数据显示，2015 年的人口死亡率约为 7.1‰，平均预期寿命约为 76.3 岁。从高死亡率、低平均预期寿命到低死亡率、高平均预期寿命的转变背后，实际上发生的是死因构成以及顺位的改变：从传染性疾病作为主要死因到慢性退行性疾病成为死因之首。表 10－1 分别列出几个关键时点上的死因构成以及顺位。1957 年处在新中国成立初期，呼吸系统疾病和传染病排在了死因谱的最前面，两者合计扼杀了 32.3% 的生命。尽管此时传染病的防控已经全线铺开，但是旧时代遗留的基本面还在，尤其是结核病，"仅凭一己之力"就造成了约 7.5% 的死亡，在传染病中占据了"半壁江山"。1975 年的中国初步完成了死亡转变，脑血管疾病和恶性肿瘤此时已经成为了死因谱的前两位，二者合计夺走约四成的生命，而它们以前排进前五都很困难。在这之后的 40 年间，恶性肿瘤、脑血管疾病和心脏病逐渐演化成为死因谱上的"三座大山"，三者位次或有一些内部变化，但是其他疾病却难以撼动它们的"地位"。新的世纪以来，恶性肿瘤一直蝉联"头号杀手"，其导致的死亡可以占到 1/4，另有大约四成的死亡是由心脑血管疾病引发，而其他疾病基本不再产生重大的死亡威胁，原来相对分散的死因分布

表 10 - 1　中国城市前 5 位死因构成以及顺位变化（1957 ～ 2014 年）

顺位	1957 年			1975 年			2000 年			2014 年		
	死因	死亡率(1/10万)	构成比(%)	死因	死亡率(1/10万)	构成比(%)	死因	死亡率(1/10万)	构成比(%)	死因	死亡率(1/10万)	构成比(%)
1	呼吸系统疾病	120.3	16.9	脑血管疾病	127.1	21.6	恶性肿瘤	146.6	24.4	恶性肿瘤	161.3	26.2
2	传染病	111.2	15.4	恶性肿瘤	111.5	18.8	脑血管疾病	128.0	21.3	心脏病	136.2	22.1
3	消化系统疾病	52.1	7.3	呼吸系统疾病	109.8	18.6	心脏病	106.7	17.7	脑血管疾病	125.8	20.4
4	心脏病	47.2	6.6	心脏病	69.2	11.7	呼吸系统疾病	79.9	13.3	呼吸系统疾病	74.2	12.0
5	脑血管疾病	39.0	5.5	传染病	34.3	5.8	损伤、中毒	35.6	5.9	损伤、中毒	37.8	6.1

资料来源：龚幼龙、严非主编：《社会医学（第三版）》，上海：复旦大学出版社，2009 年；国家卫生和计划生育委员会主编《中国卫生和计划生育统计年鉴 2015》，北京：中国协和医科大学出版社，2015 年。

更趋于集中化。疾病模式的上述变化也给我们提出了新的要求、赋予了新的使命。

慢性退行性疾病超越传染性疾病登上死因谱的顶端，实质上反映了自致性疾病取代外致性疾病掌握死亡"密钥"，行为和生活方式之于健康的意义变得比微生物更大。改革开放之后，千家万户在经济社会发展中跨过了温饱阶段、达到了小康甚至富裕水平。勒紧腰带的苦日子结束了，不少人就敞开肚子"胡吃海喝"，膏粱厚味甘之若饴，结果就是盐、糖、油摄入量明显超标。饮食不均衡是"三高"（高血压、高血糖、高血脂）患病的重要原因，而作息不规律则可能成为其发病的关键诱因。当今社会，熬夜现象极为普遍：年轻的人往往是乐此不疲，年老的人也不再少见多怪。其后果是生物钟紊乱、免疫力低下，机体"警报长鸣"，脆弱环节就更容易突发疾病。锻炼不充分也是当前最突出的健康问题之一。不少人一味追求享受、过度寻求安逸，导致坐得多而站得少、车开得多而路走得少、电梯乘得多而楼梯用得少，欠缺运动造成的肥胖已是司空见惯。吸烟更是破坏健康的"沉疴宿疾"，它可以显著地增加罹患癌症的风险，历来备受诟病。中国目前拥有超过 3 亿个烟民，尽管近些年的控烟力度不断加大，但是烟民总数和日吸烟数还在持续地攀升。实现有效控烟，未来依旧道路漫长。总的来说，如今，不良的行为和生活方式很有"大行天下"之势，而文明的行为和生活方式反倒少有执行之人，根据调查，仅有 11.2% 的居民能够保持文明的行为和生活方式。需要高度警惕的是，不良的行为和生活方式实际上在持续透支着健康"本钱"，成为慢性退行性疾病多发易发的主要危险因素。

慢性退行性疾病主导疾病谱与死因谱的时代中，行为和生活方式的影响不断放大，科学素养的培育状况、健康知识的掌握水平也更加深刻地嵌入到健康发展、寿命提升的进程中。我们不难发现：之所以产生饮食不均衡、锻炼不充分的问题，很大程度上是因为"大腹便便，富贵富态"这种在物资短缺年代形成的错误观念依然还有很大的市场；之所以出现了作息不规律的现象，很大程度上是因为还有不少人把"生时何须久睡，死后自会长眠"奉为圭臬，习惯去做"拼命三郎"；之所以面临着烟草更流行、控烟推进难的境况，很大程度上是因为吸烟的危害还没有被深刻的认识，对"降焦油、减危害"等一些观点存在认识误区。文明的行为和生活方式需要素养的支撑、知识的引导，教育是提升科学素养、传播健康知识的基础方略和关键环节，能为健康中国建设创造积极的思想氛围、智力环境和行动指南。众多经验资料表明，教育的每一步前行都伴随着科学文化素质的每一点改善，其代表着个体对信息获取、辨识和应用的能力得以强化，对风险认知、防范和处理的水平得以增进，对行为和生活方式可以实施良性的干预与合理的管控，因此也就能够更好地守护健康。从人群来看，教育程度越高，平均预期寿命相对就越长：使用第五次全国人口普查数据估计得到的男性和女性知识分子

（本科及以上）的平均预期寿命分别约为 77.8 岁和 81.7 岁，
高出了非知识分子（本科以下）7.9 岁和 8.1 岁。从地区来看，
教育程度也与平均预期寿命存在着典型的相关关系（图 10 -
7）：东部地区平均预期寿命较高而西部地区则偏低，教育的影
响就是重要原因。因此，发展全民教育，提升全民素质，将为
全民健康保驾护航。

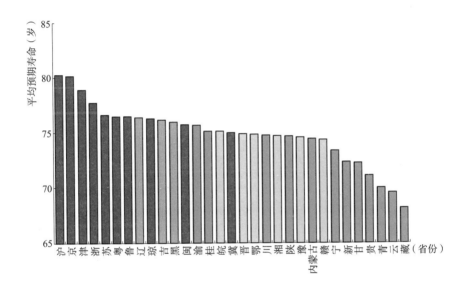

图 10 - 7　2010 年各省份的平均预期寿命

注：红色代表东部地区，橙色代表东北地区，黄色代表中部地区，绿色代表西部
地区。

资料来源：国家卫生计生委计划生育基层指导司、中国人口与发展研究中心编：《人
口与计划生育常用数据手册（2014）》，北京：中国人口出版社，2015 年。

时代的呼唤与发展的必然

中国正处在寿命水平相对较高、健康需求日渐旺盛的时代。一方面，中国已经进入了较高平均预期寿命的国家行列。发达国家2015年总体的平均预期寿命约为78.3岁，中国与之仅相差了两岁左右（考虑到中国的区域差异巨大，东部省份基本都已达到发达国家这一平均水平），同时，中国也让发展中国家总体的平均预期寿命提升了接近两岁。高寿命的时代有着新的健康挑战，那就是慢性退行性疾病流行，成为了健康的"掘墓人"、死亡的主要诱因。这类疾病常被称作"行为病"、"生活病"，一般认为是行为和生活方式累积影响下的结果，而目前的临床医学几乎很难对其加以根治。《黄帝内经》有云："不治已病治未病，不治已乱治未乱。"整个人口素质的提升带动科学素养的培育和健康知识的普及，形成了预防疾病、控制风险的基础战线，提供了应对上述挑战、改善健康状况的重要法宝，其在某种程度上甚至比临床医学的作用更加突出，因此，必须深刻认识人口素质提升与人口健康发展之间的联系，以人口素质提升促人口健康发展。另一方面，中国老百姓的健康需求还得不到较充分的满足。素养和知识在高寿命的时代里变得更有意义和价值，人们更加需要提升科学素养、更加渴望获取健康知识。但是由于人口素质总体不高，特别是科学文化素质相对欠缺，人们很容易就会在十分浩瀚的信息海洋中迷失方向。受到各种利益驱使，一些媒体和商家大肆地传播错误的饮食观、荒诞的保健观，导致带有误导性的广告和产品泛滥。个别不法分子从中投机取巧，其支出的"健康招儿"耸人听闻却又不乏信徒，例如：所谓的"排毒教父"林某某鼓吹"排毒饮食"，推销"另类癌症疗法"；所谓的"养生教母"马某某鼓吹"生吃泥鳅"，推销"古方固元膏"等。这些谬论都曾被专家学者反复揭露，但还是引发相当规模的人来追捧，这些现象不得不让我们反思：健康教育和健康促进必须加大力度，要与时代的发展相对接、与群众的需求相适应，统筹到人口素质提升的大格局中，不能让"奇谈怪论"乘虚而入、占据高地。以上两个方面现在还有很大的改进空间，如果能够得到切实优化，健康水平就能得到大幅度地提高，健康中国就能具备更坚实的根基。

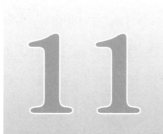

健康家庭筑就健康中国

宋 健

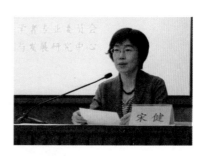

宋健，中国人民大学社会与人口学院教授、博导。中国人民大学人口与发展研究中心研究员、国家卫生计生委/联合国人口基金项目专家、中国人口学会青年学者专业委员会主任、中国社会学会青年社会学专业委员会理事。教育部新世纪优秀人才、北京市优秀人才。主要研究领域：社会政策、婚姻家庭、流动人口、老龄化与养老问题等。先后主持了国家社会科学基金项目《出生性别比失衡的生育选择机制研究》和《中国"四二一"家庭结构现状与和谐社会构建》、教育部人

文社会科学重点研究基地重大项目《中国家庭转变研究》和《第六次人口普查资料分析研究》等。著有《社会性别视角下的中国社会政策》《人口政策与国情——中韩比较研究》《中国农村人口的收入与养老》等多部著作。

2015 年，党的十八届五中全会在会议公报和《中共中央关于制定国民经济和社会发展第十三个五年规划的建议》中，将"推进健康中国建设"作为全面建成小康社会的重要任务和新的目标，要求"建立覆盖城乡的基本医疗卫生制度和现代医院管理制度"①，从"五位一体"总体布局和"四个全面"战略布局出发，对当前和今后一个时期更好保障人民健康作出了制度性安排。②

早在 2008 年，为积极应对我国主要健康问题和挑战，推动卫生事业全面协调可持续发展，在科学总结新中国六十年来卫生改革发展历史经验的基础上，当时的卫生部启动了"健康中国2020"战略研究，并在 2012 年发布了《"健康中国 2020"战略研究报告》。这是"一项旨在全面提高全民健康水平的国家战略"，以"全面维护和增进人民健康，提高健康公平，实现社会

---

① 《中国共产党第十八届中央委员会第五次全体会议公报》，2015 年 10 月 29 日。
② 《习近平主持政治局会议，审议"健康中国 2030"规划纲要》，《人民日报》2016 年 8 月 27 日，第 1 版。

经济与人民健康协调发展为目标"。① 2016 年 8 月 26 日中共中央政治局审议通过了"健康中国 2030"规划纲要，作为今后十五年推进健康中国建设的行动纲领。"以提高人民健康水平为核心，以体制机制改革创新为动力，从广泛的健康影响因素入手，以普及健康生活、优化健康服务、完善健康保障、建设健康环境、发展健康产业为重点，把健康融入所有政策，全方位、全周期保障人民健康，大幅提高健康水平，显著改善健康公平。"②

"健康中国"的战略目标是从国家角度提出的对基本医疗卫生制度和现代医院管理制度的改革，以实现全民健康；如何实现这一战略目标，考验着决策者的智慧。笔者认为，健康家庭有助于保障全民健康，实现"健康中国"目标。正如长城的坚不可摧，前提是每块长城砖的厚重和坚实，每个健康家庭正是筑就健康中国的重要基石。本文将基于现有文献研究和实践活动，提出健康家庭的概念，揭示健康家庭对全民健康进而对健康中国建设的作用机制，并讨论在家庭剧烈变迁的背景下进行健康家庭建设的策略。

---

① 国家卫生和计划生育委员会：《"健康中国 2020"战略研究报告解读》，2012 年 8 月 17 日， http：//www.nhfpc.gov.cn/zhuzhan/zcjd/201304/f70f8fc52d6a422494789f65c7ad134d.shtml，2016 年 8 月 25 日。
② 《习近平主持政治局会议，审议"健康中国 2030"规划纲要》，《人民日报》2016 年 8 月 27 日，第 1 版。

建设健康家庭是保障全民健康的基础工作

"健康是促进人的全面发展的必然要求。"[①] 健康概念原本针对的是个体，指的是一个人身体上没有出现疾病或虚弱现象。在1978年的国际初级卫生保健大会上，世界卫生组织界定健康为"个体在身体上、精神上和社会上的完满的状态"（a state of complete physical，mental and social wellbeing），认为"健康是一项基本人权，达到尽可能高的健康水平是世界范围内最重要的社会性目标之一，需要社会、经济和卫生部门的共同努力"[②]。这一界定体现了医学模式从单一的生物医学模式向生物－心理－社会医学模式的转变，是对健康概念内涵的丰富。而"健康中国"目标的提出则将健康概念从个体引申到社会，是对其外延的拓展。

回顾来路，从新中国成立初期的平均预期寿命仅有35岁迅速提升至2015年堪与发达国家媲美的76.34岁；孕产妇死亡率从1949年的1500/10万下降到2015年的20.1/10万；婴儿死亡率从新中国成立初期的200‰下降到2015年的8.1‰；[③] 这三个国际通行的居民健康衡量指标的变化，显示了一个发展中人口大

---

① 胡锦涛：《坚定不移沿着中国特色社会主义道路前进，为全面建成小康社会而奋斗——在中国共产党第十八次全国代表大会上的报告》，2012年11月8日。

② Declaration of Alma－Ata，International Conference on Primary Health Care，Alma－Ata，USSR，6－12 September 1978，p.1。

③ 胡浩：《吹响健康中国的时代号角》，《家庭与生活报》2016－08－23，http://mt.sohu.com/20160823/n465554606.shtml，2016年8月25日。

国卫生与健康事业发展的巨大成就。展望未来，在全面建成小康社会的目标基础上，将全民健康和"健康中国建设"提到国家战略的高度，体现了以人为本，共享发展的理念。

家庭是社会的基本细胞，是基于婚姻关系、血缘关系和收养关系所形成的社会生活共同体，是连接个体与社会的桥梁，具有其他社会组织形式不可替代的作用。虽然家庭的内涵一直在演化并正在扩展和多样化，[①] 但家庭迄今为止仍是人类最基本、最重要的社会制度和人际关系形式，是世界各国公认的个人的避风港和社会的稳定器。

每个人都出生于原生家庭（即父母的家庭），大多数人都在成年后拥有自己的新生家庭（即夫妻自己组建的家庭）。"自然界的规律是让人和动物对自己的子女给予保护，让子女从生下他们的人那儿得到养料和帮助以便生存成长"[②]，家庭是儿童成长、老人安养的最佳地点，生命的给予、养育和世代的更替就这样在家庭中完成。无论在原生家庭还是在新生家庭，父母、夫妻、子女作为世上血浓于水的亲人，是个人遇到委屈和挫折可以与之倾诉并重新获得力量的源泉。调查显示，即使在家庭发生剧烈变化的今天，父母仍是青少年烦恼时主要的倾诉对象；[③] 而老年人获

---

① 〔美〕苏珊·纽曼：《独生子女：欢乐与挑战》，贾明译，上海：文汇出版社，2004年，第1页。

② 〔意〕阿尔贝蒂：《论家庭》，梁禾译，西安：西安出版社，1998年，第19页。

③ 国家卫生计生委家庭司编著：《中国家庭发展报告2015》，北京：中国人口出版社，2015年，第84页。

得外部经济支持主要来自子女。① 对美国现代社会家庭的观察也显示，美国的家庭保留了所有社会的家庭共同具有的两个基本的和不能削弱的功能：一是对人的性格的影响，任何个体的初期社会化都需要一个能提供温暖安全和相互支持的环境；二是成人性格的稳定化，即婚姻关系和配偶相互提供的感情上的安全感。②

个体的健康与其所在的家庭具有不可分割的联系，家庭的健康发展是整个社会肌体健康有序运行的微观基础，从这个意义上说，保障全民健康的基础工作之一就是建设健康家庭。

二　健康家庭的相关研究、实践与概念界定

什么样的家庭是健康家庭？目前关于健康家庭的文献研究成果寥寥，实践活动参差不齐，相关的概念界定更是欠缺。

费涓洪曾在 1985 年介绍了美国教育家多洛斯·柯伦对丹佛市的 600 名社会工作者、律师和其他有关专家的民意测验结果，归纳了一个健康的家庭应该具备的特征，③ 包括"家庭成员之间具有相互交谈和倾听别人谈话的愿望，也会密切注意目光碰触和沉默等家人的'体态语言'"；"具有快速平息家庭争吵和得出令人满意的结论的能力，并且事后彼此之间不怀恨在心"；"家人

---

① 国家卫生计生委家庭司编著：《中国家庭发展报告 2015》，北京：中国人口出版社，2015 年，第 92 页。

② 哈拉兰博斯·希德尔：《家庭—功能主义的观点》，《国外社会科学文摘》，1988 年第 10 期。

③ 费涓洪：《什么是健康家庭》，《社会》，1985 年第 1 期。

之间相互合作、相互帮助";"既轻松愉快具有幽默感又没有讽刺挖苦或相互贬低蔑视的家庭气氛";"家庭内建立一个共同分担家庭职责的体系";"所有的家庭成员之间都能融洽相处"以及"形成一种强烈的家庭整体感和尊重家庭传统的观念"等。这些特点强调的是家庭人际关系、家庭氛围和价值观等,具有这些特点的家庭有益于家庭成员的心理健康,与中国语境下的"幸福家庭""和谐家庭"的概念更为贴近。

2004年辽宁省大连市为配合"健康城市"建设,以生育健康和生殖健康切入,启动了以生育、生命与健康幸福为主题,以人为本、以需求为导向、以家庭为基点、以健康促进为手段、以健康家庭指导站为纽带,围绕生命全过程,面向全人群的基础性、综合性、公益性和拓展性的公共服务品牌"健家计划"(即健康家庭促进计划)。[①] 针对新婚家庭、计划怀孕家庭、怀孕家庭、婴幼儿家庭、青少年家庭、更年期家庭、老年家庭等处于不同生命周期阶段的家庭的需求,开展家庭服务工作,探索了以家庭为中心的人口健康促进模式。大连市的这一实践对于健康家庭的界定与内涵具有非常重要的启发意义,将家庭需求与生命周期相联系的做法具有新意,也值得借鉴。

2014年张汉湘呼吁实施"健康家庭行动",以保障中国家庭

---

① 于滋:《家庭发展能力的促进模式——大连"健康家庭促进计划"实践》,《人口与计划生育》,2011年第6期。

幸福。① 他针对当前中国家庭潜在的危机及其对社会的影响，以增进家庭幸福、促进家庭发展、提高国民生活质量、提升国民素质为目标，倡导实施由政府主导、社会广泛参与、人民自我教育自我完善的"健康家庭行动"，提出了四条推进路径：全民健康教育、家庭关怀、社区组织整合和专业化规模化的社区服务。实际上，基于国家第四次《中国居民营养与健康调查》揭示出的中国居民膳食结构不合理并导致营养摄入失衡问题，全国妇联宣传部、国家发改委公众营养与发展中心、中国家庭文化研究会、中国红十字基金会、中国健康促进与教育协会、中国消费者保护协会、中国医师协会、中国粮油协会等组织，曾于 2010 年启动了"全国健康家庭行动"，这是面向全国家庭开展的大型营养健康知识普及活动，成立了由消费者家庭、教学科研机构、企业、媒体等各方参加的"健康家庭联盟"，以家庭为工作目标，主要内容是通过营造关注营养健康的社会氛围，开展营养健康知识宣讲、产品标识与营养标签识别指导、健康家庭生活方式展示、科学权威的信息披露等系列活动，倡导健康时尚的生活观念，提升消费者自我保护能力，推动科学和理性消费，切实改善广大公众食物和营养摄入结构，有效增强国民体质和疾病预防能力。② 此外，为了提升家庭成员儿童养护技能，降低儿童日常疾病发生

① 张汉湘：《实施健康家庭行动，保障中国家庭幸福》，《人口与计划生育》，2014 年第 1 期。

② 《全国健康家庭行动在京启动，洪天慧出席讲话》，人民网－中国妇联新闻，2010－12－07 http：//acwf. people. com. cn/GB/99058/13418107. html，2016 年 8 月 26 日。

率，减少儿童就医和用药率，中国妇女杂志社联合湖南知达医药科技有限公司于 2015 年还共同推出了"中国儿童健康家庭行动"等。[①]

"健康的决定因素不仅仅是医疗卫生，还牵涉到生活方式、环境、遗传等多种因素"，[②] 而家庭正是决定个人遗传基因、生活方式和成长环境的最主要场所。健康家庭是健康社会的基石，确保家庭健康，有利于全民健康，也有助于建设健康中国。综合上述理念，笔者将"健康家庭"界定为"家庭成员具有健康意识、拥有健康体魄、遵循良好的生活方式、享受轻松愉悦的家庭氛围、身心需求能够得到充分满足的家庭"。

三 健康家庭对全民健康的作用机制

健康家庭对于全民健康的最主要作用是借助家庭系统建立预防和保护机制，通过婚姻、生育、家庭生活方式和家庭环境提升家庭成员的健康水平。

（一）婚姻对于健康的保护作用

婚姻是形成家庭的前提，夫妻关系更是构成了家庭关系的横

---

① 《中国妇女杂志社、湖南知达医药科技有限公司联合发起"中国儿童健康家庭行动"》，《中国妇女》，2015 – 11 – 05，http：//www. womenofchina. com/2015/1105/2969. shtml，2016 年 8 月 26 日。

② 胡浩：《吹响健康中国的时代号角》，《家庭与生活报》，2016 年 8 月 23 日，http：//mt. sohu. com/20160823/n465554606. shtml，2016 年 8 月 25 日。

轴。即使排除婚姻的健康选择性（即更健康的人更可能进入婚姻），婚姻对于健康也具有不可替代的保护作用。婚姻对健康的保护性作用的机制被归纳为三个方面：一是已婚者的经济状况得到改善；二是配偶之间能相互提供情感支持与日常照料的支持；三是有偶者的生活方式得到改善，如生活更有规律，从事有益健康的家务劳动的时间增加，有损健康的日常行为有所减少等。①研究发现，结婚的男人比单身汉更长寿，因为单身男性更易酗酒、滥用药物，也缺乏心理上和感情上的安全感；而已婚男人生活更规律，可以享受固定的温情与"性生活"。结婚能令男女双方都变得精神更健康。②

相比较年轻人，老年人更可能退出社会角色，回归家庭。利用中国高龄老人健康长寿纵向调查的数据分析表明，婚姻对中国高龄老人健康长寿具有显著影响。婚姻状况首先对健康具有保护作用，且对女性高龄老人健康的保护作用更强；其次婚姻有助于降低死亡风险，尤其对男性高龄老人死亡风险的降低作用更大。较高的婚姻满意度有助于延缓高龄期健康状况的下降，也有助于降低短期内的死亡风险。与之相对照的是，丧偶则会对高龄老人健康状况的下降有恶化作用并增加死亡风险，尤其对女性而言，这种作用更强。③

---

① Umberson D. "Gender, Marital Status and the Social Control of Health Behavior"［J］. *Social Science and Medicine*. Vol. 34，no. 8（May 1992），pp. 907－917.

② 冯轩：《婚姻对健康的影响》，《大众科技报》，2003 年 3 月 23 日。

③ 顾大男：《婚姻对中国高龄老人健康长寿影响的性别差异分析》，《中国人口科学》，2003 年第 3 期。

（二）生育对两代人健康的影响

生育是家庭的基本功能之一，也借由生育行为，形成了家庭中的亲子关系。生育对于子代和父代的健康状况都具有显著的影响。

子代的健康首先来自于父母的基因遗传、健康意识和健康行为。作为世界关注的重大公共卫生问题，出生缺陷是致畸原引起的胎儿出生前或出生时明显表现出的组织结构异常或解剖学异常，是婴儿死亡、儿童和成年人残疾的主要原因之一。导致出生缺陷的因素主要有遗传因素和环境因素，其中环境因素包括生物、化学、物理和药物因素等。父母亲的健康状况、生活和生产条件、药物服用和吸烟喝酒等行为，都是胎儿能否顺利发育生产及是否健康的重要因素。产前筛查和产前诊断是出生缺陷二级预防的主要措施，能够最大限度地降低新生儿出生缺陷发生率。[1]有研究发现，通过进行孕前优生遗传咨询、孕前检查和产前筛查，将有助于及早发现胎儿缺陷，及时进行产前诊断，防止和减少出生缺陷儿的出生，提高婴幼儿的健康水平。[2]

生育年龄也会影响到子代和父代的健康。青少年自身肌体功能还未完全发育成熟，过早怀孕生育，对两代人的健康都会造成损害。而生育过晚同样不利于两代人的健康。随着教育的普及，

---

[1] 畅红梅：《新生儿出生缺陷产前筛查及产前诊断》，《中国初级卫生保健》2016 年第 6 期。

[2] 宫亚红，刘毅，张喜敏，张富清：《孕前优生遗传咨询和产前筛查的意义》，《医药论坛杂志》，2007 年第 5 期。

婚育观念的转变，青年人的结婚和生育年龄越来越晚；国家二孩政策的实施更是使大龄生育情况凸显。35 岁以上高龄产妇具有较高的生育风险，主要包括卵巢功能、生育能力下降；怀孕后胚胎质量下降，易发生畸形、流产、孕期并发症（如糖尿病、高血压等）。同时，分娩期难产、基础病（如高血压、糖尿病）增加。[①] 高龄男性生育也存在同样的风险。研究发现，高龄男性生育能力下降，辅助生殖成功率降低，女方流产率上升，与年龄相关的精子基因突变及遗传性疾病增加。精子表观遗传学改变可能引起子代易患精神分裂症、儿童孤独症，甚至恶性肿瘤等疾病。[②]

（三）健康的生活方式塑造健康体魄

生活方式是人的生活格局与行动选择，实质为人们的"行为消费"和"时间消费"。[③] 具体而言，生活方式是指人们的日常生活活动特征和其表现形式，主要包括工作/学习活动、基本生理需要活动（如睡眠、吃饭、洗漱等）、闲暇活动（如社会交往、文化娱乐等）和其他生活活动（如锻炼、喝酒、抽烟、就医等）。[④] 家庭是家庭成员日常生活、栖息的主要场所，家庭生

---

① 刘可：《加强高龄产妇生育风险知识普及》，《北京日报》，2016 年 1 月 25 日，第 7 版。
② 张欣宗，韩富强，吴颖：《高龄男性生育子代健康风险》，《中国计划生育和妇产科》2014 年第 7 期。
③ 吴俊心：《论生活方式对我国居民体制与健康的影响》，《中国体育科技》，2002 年第 8 期。
④ 张玉秀：《生活方式、体育生活方式的界定及其研究现状分析》，《南京体育学院学报》，2005 年第 3 期。

活方式日积月累养成生活习惯，包括作息规律、饮食偏好、锻炼/读书/娱乐习惯、卫生习惯等，对于家庭成员的健康有着举足轻重的影响。

每个家庭都有自己的作息规律。"黎明即起，洒扫庭除，要内外整洁。既昏便息，关锁门户，必亲自检点"；"鸡鸣外欲曙，新妇起严妆"，无论是家教名著《朱子家训》中对家人子弟的告诫，还是古诗词《孔雀东南飞》中对新嫁娘的生动描绘，都体现了中国传统社会家庭推崇的作息规律。现代家庭很难做到"日出而作、日落而息"，学习、娱乐、夜生活"通宵达旦"倒成了常事，"闻鸡起舞"的很少是年轻人，反而是早起锻炼的老年人。饮食偏好不仅会影响家庭成员的体型、发育，也是"病从口入"的主要途径，如高血压、糖尿病、肥胖症等均与饮食习惯有关。除了地域差别如南甜北咸外，饮食偏好通常来自于父母的选择和偏好。童年的味道、妈妈的味道往往会伴随子女一生，成为最偏爱的味道。锻炼/读书/娱乐等习惯更是离不开家庭氛围，父母的言传身教、孩子的耳濡目染，既可以成就世家子弟（如医学、音乐、体育、文学世家等），也会造成贫困的代际传递，是阶层固化的重要原因。

不同的生活方式对健康有着不同的影响。良好的生活方式和生活习惯有助于保持健康，而不良的生活方式和生活习惯则是健康杀手。在传染病得到有效控制之后，行为因素对人们健康状况的影响占据了主要地位，其中因生活方式引起的疾病比例逐渐升高，已经成为 21 世纪对人类的最大威胁，人类的健康水平与体质状况越来越受生活方式因素的影响。研究表明，积极的生活方式对于延缓衰老、改善身体机能有重大作用，可以减少冠心病、肥胖症等疾病的发生率；身体锻炼和合理调整饮食结构对高血压患者的症状有缓解作用；锻炼行为会降低总死亡率和冠心病导致的死亡率，以及致癌物质的基线水平等。[1] 生活方式对于儿童健康的影响更是不容忽视。调查发现，体育锻炼、饮食行为和休闲生活是影响高年级小学生心理健康水平的重要因素，其中每天坚持参加 1 小时以上的体育活动，能使青少年身心愉快，生活满意度提高，自信心加强，表现出积极向上、乐观进取的心理状态；而高年级小学生运动指数的高低与父母是否参与体育锻炼有关，其影响在独生子女群体中更为显著。[2]

（四）家庭环境对于家庭成员健康的影响

家庭环境可以分为内、外和"软""硬"不同层面。家庭外环境主要指家庭系统之外的社会环境，内环境则指家庭室内空间布局；家庭"软"环境特指家庭氛围、人际关系，"硬"环境则是家庭为家庭成员提供的物质基础和生活条件。

家庭系统存在于社会大环境中，家庭所处的地域不同会对家庭成员的健康产生有益或不利的影响。著名的"孟母三迁"其

---

① 符明秋：《国内外生活方式研究的新进展》，《成都理工大学学报》（社会科学版），2012 年第 3 期。

② 高健，张丽萍，孙红梅，等：《高年级小学生生活方式对身心健康的影响》，《中国校医》，2011 年第 7 期。

目的就是为了躲避不利于孩子健康成长的外部环境，寻找最佳居所。城乡、城市规模、所处区位都可以看做是家庭的外环境。如农村家庭因农村地区自来水普及率、卫生厕所使用率、无害化厕所普及率均较低，会面临环境卫生状况不佳、卫生设施设备不足等问题，家庭成员罹患传染病和慢性病的风险较高。[1] 家庭所在的地区的生物种类、土壤、水质和饮食、风俗等往往与地方病的发病有关。而居住在缺乏电梯、取暖设施老化的老旧小区已经成为困住老年人难以出门、冬季老年病频发的重要因素。

家庭室内环境是人们接触最密切的环境之一，住房面积、环保情况、采光、通风等条件，甚至家具、装潢与布局等都会直接影响家人的健康，尤其对长时期在室内活动且身体免疫力低下的婴幼儿和老年人影响更大。研究发现，婴幼儿呼吸系统健康受到家庭室内环境因素的显著影响；[2] 因新装修居室环保不达标导致儿童罹患白血病等的事例也时有发生。浴室的防滑、走廊和马桶边的方便扶手、橱柜的高度等则对于老年人的居住安全和生活自理具有重要意义。

家庭氛围和家庭成员间的关系所构成的家庭"软"环境对家庭成员健康的影响更是潜移默化的。"父慈子孝"的亲子关系、"夫唱妇随"的夫妻关系、"兄友弟恭"的同胞关系都是中

---

[1] 田向阳：《中国农村健康教育与健康促进策略与模式研究》，博士学位论文，复旦大学，2013 年，第 12 页。

[2] 钮春瑾：《婴幼儿呼吸系统健康的家庭室内环境影响因素研究》，硕士学位论文，复旦大学，2012 年，第 1 页。

国传统的家庭伦理关系，现代家庭则倡导家庭成员间的平等相处。调查发现，包括家庭成员亲密度、情感表达、独立性、家庭娱乐性、矛盾性、父母期望等在内的家庭环境对子女的心理健康水平和人格发展具有重要的影响。[①]

从家庭系统的角度来看，家庭环境是一个综合的指标，无论是内外环境，还是软硬条件，都会对家庭成员的身心健康产生显著影响。有学者通过建立居住环境健康评估模型，发现室内环境对身体健康的影响权重为 0.443，对精神健康的影响权重为 0.224；社区自然环境对身体健康的影响权重为 0.567，对精神健康的影响权重为 0.776。[②]

四　健康家庭建设面临的挑战与政策建议

2015 年习近平总书记在春节团拜会上的讲话指出："家庭是社会的基本细胞，是人生的第一所学校。不论时代发生多大变化，不论生活格局发生多大变化，我们都要重视家庭建设，注重家庭、注重家教、注重家风，紧密结合培育和弘扬社会主义核心价值观，发扬光大中华民族传统家庭美德，促进家庭和睦，促进亲人相亲相爱，促进下一代健康成长，促进老年人老有所养，使

---

① 方双虎：《家庭环境对子女心理健康状况、人格特征的影响》，《安徽师大学报》（哲学社会科学版），1997 年第 2 期。

② 李秀梅：《居住环境关联健康影响调查研究》，硕士学位论文，大连理工大学，2014 年，第 1 页。

千千万万个家庭成为国家发展、民族进步、社会和谐的重要基点。"①健康家庭建设是健康中国建设的题中应有之义，家庭通过婚姻、生育、生活方式和家庭环境的作用机制，保护着家庭成员的身心健康，为健康中国建设奠定了坚实的基础。我们应勇于面对家庭剧烈变迁所带来的严峻挑战，打造健康家庭，助力健康中国建设，推进全面建设小康社会进程。

（一）家庭剧烈变迁对家庭制度的严峻挑战

中国是有着牢固而强大家庭基础的国家。在漫长的历史中，中国形成了完整而严密的传统家庭/家族制度。然而，近百年来，中国的婚姻家庭制度随着社会变迁发生了剧烈变化，冲击甚至颠覆了传统的文化与制度。

首先，婚姻制度遭受婚姻观念和婚姻形式的冲击，并影响到家庭制度的稳定性。中国近代的婚姻制度变革可追溯到清末民初时期，与经济基础、上层建筑、意识形态、阶级关系的变化相呼应，是近代社会变革的一个重要组成部分。②传统家庭的形成前提是两个不同性别个体通过婚姻的社会结合。这种社会结合具有强制性和约束性，它使性关系固定下来，把生育的血缘关系明确起来，使性和生育在婚姻范围内进行。③随着教育的普及、女性

---

① 《习近平：在2015年春节团拜会上的讲话》，2015年2月25日，腾讯网、中国青年网。http：//agzy. youth. cn/qsnag/zxbd/201502/t20150225_ 6490633. htm

② 何锐：《清末民初中国婚姻制度的变革》，硕士学位论文，西南政法大学，2008年，第10页。

③ 齐晓安：《社会文化变迁对婚姻家庭的影响及趋势》，《人口学刊》，2009年第3期。

广泛参与社会劳动、性别平等观念的推行、避孕技术的发展、婚姻家庭观念的变化等，越来越多的年轻人延迟结婚、终身不婚，婚姻概念被重新界定，婚姻形式呈现多样化，离婚更加自由、婚前或婚外性关系虽受到舆论谴责但仍屡见不鲜。

其次，家庭内的生育观念和行为发生重大变化。20世纪下半叶以来，先是在发达国家，随后是部分发展中国家，生育率的下降成为令人始而兴奋继而恐慌的潮流。生育率的早期下降代表着人口转变的发生，是人类社会进步的体现。死亡率下降之后，每对夫妇、每个家庭意识到没必要为了保有一定数量的成年子女而过多生育，生育率开始从超过5个孩子的水平持续下降到2.1的更替水平，世界人口爆炸的引线渐渐被拆除；然而，生育率并非下降到更替水平这个理想数值左右就停顿下来，而是继续下行，到达1.5以下，甚至1.3以下的极低水平时，在各国引发了"低生育率陷阱"和人口负增长的恐慌。目前"低生育率陷阱"是否是普遍现象，以及早期达到极低生育率的发达国家生育率水平能否成功提升，以摆脱陷阱，是一个令人提心吊胆、拭目以待的世界性问题。在中国，持续近四十年的计划生育政策在取得降低人口过快增长、控制人口规模的成就同时，也重塑了人们的生育观念。少生孩子甚至不生孩子所导致的"少子化"与平均预期寿命延长导致的"老龄化"和"高龄化"同行，造成了畸形的人口年龄结构，并对社会经济良性运行具有不利影响。

最后，家庭规模小型化、家庭形式多样化、家庭功能外化的同时，家庭成员间的关系也呈现松散化。新中国成立以来，尤其是改革开放以来，中国社会发生了翻天覆地的变化，作为最基本的社会组织或细胞，家庭从来没有独立于社会变迁之外，工业化、城镇化和现代化的浪潮给中国的家庭带来了巨大的变革。人口、经济、政治、社会和文化等要素共同作用于家庭的方方面面，包括家庭结构、关系、功能和价值取向。[①] 由于中国特有的国情和政治经济制度，中国的家庭变迁远比西方复杂，并呈现更为多元的模式和路径。[②] 地域间流动的普遍性、居住的分散性、社会的迅速变迁等，夫妻关系固然日益平等，但代际距离也在不断拉大。

（二）健康家庭建设的政策建议

在家庭剧烈变迁的背景下，促进家庭发展，增强家庭能力，充分发挥健康家庭的基石作用，成为健康中国建设中的重要任务。为此，我们提出如下政策建议。

第一，充分尊重和依靠作为中华民族优良传统的家庭制度，加强家庭文化建设，通过多种宣传教育手段，鼓励"适龄结婚""适龄生育"（提倡男性在40岁前、女性在35岁前完成生育）、"按政策生育"（一对夫妇两个孩子）、"适度养育"（改变对孩子的过分关注和过度焦虑）、"优生优育"。在尊重个人自主权和

---

① 杨菊华，何炤华：《社会转型过程中家庭的变迁与延续》，《人口研究》，2014年第2期。
② 彭希哲，胡湛：《当代中国家庭变迁与家庭政策重构》，《中国社会科学》，2015年第12期。

选择权的基础上，加强婚姻制度和家庭制度的建设，提升和稳定生育率水平。创造条件推动异地夫妻团聚、子女在父母身边就业、父母投奔子女养老等行为，增强家庭凝聚力。

第二，积极开展公民健康教育和健康促进活动，普及健康保健常识和优生优育知识，提高民众的健康意识和健康素养；鼓励夫妇主动参加婚前体检、孕前检查和产前检查，加强高龄产妇生育风险知识普及。加强出生缺陷监测，对于已经达到高龄标准的准父母，建议进行孕前咨询及相关医学检测，或到人类精子库进行生殖保险，[①]以减少或避免高龄引起的父代与子代健康风险。

第三，通过精准扶贫、减免税收等专项经济政策提升家庭的社会经济水平，减少贫困家庭、提高低收入家庭的创收能力；倡导科学、文明、健康的行为习惯与生活方式，加强社区体育设施建设，完善社会化全民健身组织网络。推广健康环保住宅建设，进行大气污染、水污染和土壤污染防治，改善家庭内外的居住环境和居住质量。

通过上述健康家庭建设措施，结合国家层面医疗保健服务的可及性、公平性和可负担性的提高，全国一体化的基本医疗保险制度和保障网络的构建，以及家庭医生和分级诊疗尤其是社区诊疗制度的建立，一个全民健康、家庭健康的健康中国将指日可待。

---

① 李淑元，徐晨明：《高龄生育子代出生缺陷的风险》，《中国临床医生杂志》，2015 年第 8 期。

附录

"健康中国2030" 规划纲要

目 录

序 言

　　健康是促进人的全面发展的必然要求，是经济社会发展的基础条件。实现国民健康长寿，是国家富强、民族振兴的重要标志，也是全国各族人民的共同愿望。

　　党和国家历来高度重视人民健康。新中国成立以来特别是改革开放以来，我国健康领域改革发展取得显著成就，城乡环境面貌明显改善，全民健身运动蓬勃发展，医疗卫生服务体系日益健全，人民健康水平和身体素质持续提高。2015 年我国人均预期寿命已达 76.34 岁，婴儿死亡率、5 岁以下儿童死亡率、孕产妇死亡率分别下降到 8.1‰、10.7‰和 20.1/10 万，总体上优于中高收入国家平均水平，为全面建成小康社会奠定了重要基础。同时，工业化、城镇化、人口老龄化、疾病谱变化、生态环境及生活方式变化等，也给维护和促进健康带来一系列新的挑战，健康服务供给总体不足与需求不断增长之间的矛盾依然突出，健康领域发展与经济社会发展的协调性有待增强，需要从国家战略层面统筹解决关系健康的重大和长远问题。

　　推进健康中国建设，是全面建成小康社会、基本实现社会主义现代化的重要基础，是全面提升中华民族健康素质、实现人民健康与经济社会协调发展的国家战略，是积极参与全球健康治理、履行 2030 年可持续发展议程国际承诺的重大举措。未来 15 年，是推进健康中国建设的重要战略机遇期。经济保持中高速增

长将为维护人民健康奠定坚实基础，消费结构升级将为发展健康
服务创造广阔空间，科技创新将为提高健康水平提供有力支撑，
各方面制度更加成熟更加定型将为健康领域可持续发展构建强大
保障。

为推进健康中国建设，提高人民健康水平，根据党的十八届
五中全会战略部署，制定本规划纲要。本规划纲要是推进健康中
国建设的宏伟蓝图和行动纲领。全社会要增强责任感、使命感，
全力推进健康中国建设，为实现中华民族伟大复兴和推动人类文
明进步作出更大贡献。

第一篇　总体战略

第一章　指导思想

推进健康中国建设，必须高举中国特色社会主义伟大旗帜，
全面贯彻党的十八大和十八届三中、四中、五中全会精神，以马
克思列宁主义、毛泽东思想、邓小平理论、"三个代表"重要思
想、科学发展观为指导，深入学习贯彻习近平总书记系列重要讲
话精神，紧紧围绕统筹推进"五位一体"总体布局和协调推进
"四个全面"战略布局，认真落实党中央、国务院决策部署，坚
持以人民为中心的发展思想，牢固树立和贯彻落实新发展理念，
坚持正确的卫生与健康工作方针，以提高人民健康水平为核心，
以体制机制改革创新为动力，以普及健康生活、优化健康服务、
完善健康保障、建设健康环境、发展健康产业为重点，把健康融

入所有政策，加快转变健康领域发展方式，全方位、全周期维护和保障人民健康，大幅提高健康水平，显著改善健康公平，为实现"两个一百年"奋斗目标和中华民族伟大复兴的中国梦提供坚实健康基础。

主要遵循以下原则：

——健康优先。把健康摆在优先发展的战略地位，立足国情，将促进健康的理念融入公共政策制定实施的全过程，加快形成有利于健康的生活方式、生态环境和经济社会发展模式，实现健康与经济社会良性协调发展。

——改革创新。坚持政府主导，发挥市场机制作用，加快关键环节改革步伐，冲破思想观念束缚，破除利益固化藩篱，清除体制机制障碍，发挥科技创新和信息化的引领支撑作用，形成具有中国特色、促进全民健康的制度体系。

——科学发展。把握健康领域发展规律，坚持预防为主、防治结合、中西医并重，转变服务模式，构建整合型医疗卫生服务体系，推动健康服务从规模扩张的粗放型发展转变到质量效益提升的绿色集约式发展，推动中医药和西医药相互补充、协调发展，提升健康服务水平。

——公平公正。以农村和基层为重点，推动健康领域基本公共服务均等化，维护基本医疗卫生服务的公益性，逐步缩小城乡、地区、人群间基本健康服务和健康水平的差异，实现全民健康覆盖，促进社会公平。

第二章　战略主题

"共建共享、全民健康"，是建设健康中国的战略主题。核心是以人民健康为中心，坚持以基层为重点，以改革创新为动力，预防为主，中西医并重，把健康融入所有政策，人民共建共享的卫生与健康工作方针，针对生活行为方式、生产生活环境以及医疗卫生服务等健康影响因素，坚持政府主导与调动社会、个人的积极性相结合，推动人人参与、人人尽力、人人享有，落实预防为主，推行健康生活方式，减少疾病发生，强化早诊断、早治疗、早康复，实现全民健康。

共建共享是建设健康中国的基本路径。从供给侧和需求侧两端发力，统筹社会、行业和个人三个层面，形成维护和促进健康的强大合力。要促进全社会广泛参与，强化跨部门协作，深化军民融合发展，调动社会力量的积极性和创造性，加强环境治理，保障食品药品安全，预防和减少伤害，有效控制影响健康的生态和社会环境危险因素，形成多层次、多元化的社会共治格局。要推动健康服务供给侧结构性改革，卫生计生、体育等行业要主动适应人民健康需求，深化体制机制改革，优化要素配置和服务供给，补齐发展短板，推动健康产业转型升级，满足人民群众不断增长的健康需求。要强化个人健康责任，提高全民健康素养，引导形成自主自律、符合自身特点的健康生活方式，有效控制影响健康的生活行为因素，形成热爱健康、追求健康、促进健康的社会氛围。

全民健康是建设健康中国的根本目的。立足全人群和全生命周期两个着力点，提供公平可及、系统连续的健康服务，实现更高水平的全民健康。要惠及全人群，不断完善制度、扩展服务、提高质量，使全体人民享有所需要的、有质量的、可负担的预防、治疗、康复、健康促进等健康服务，突出解决好妇女儿童、老年人、残疾人、低收入人群等重点人群的健康问题。要覆盖全生命周期，针对生命不同阶段的主要健康问题及主要影响因素，确定若干优先领域，强化干预，实现从胎儿到生命终点的全程健康服务和健康保障，全面维护人民健康。

第三章　战略目标

到 2020 年，建立覆盖城乡居民的中国特色基本医疗卫生制度，健康素养水平持续提高，健康服务体系完善高效，人人享有基本医疗卫生服务和基本体育健身服务，基本形成内涵丰富、结构合理的健康产业体系，主要健康指标居于中高收入国家前列。

到 2030 年，促进全民健康的制度体系更加完善，健康领域发展更加协调，健康生活方式得到普及，健康服务质量和健康保障水平不断提高，健康产业繁荣发展，基本实现健康公平，主要健康指标进入高收入国家行列。到 2050 年，建成与社会主义现代化国家相适应的健康国家。

到 2030 年具体实现以下目标：

——人民健康水平持续提升。人民身体素质明显增强，2030年人均预期寿命达到 79.0 岁，人均健康预期寿命显著提高。

——主要健康危险因素得到有效控制。全民健康素养大幅提高，健康生活方式得到全面普及，有利于健康的生产生活环境基本形成，食品药品安全得到有效保障，消除一批重大疾病危害。

——健康服务能力大幅提升。优质高效的整合型医疗卫生服务体系和完善的全民健身公共服务体系全面建立，健康保障体系进一步完善，健康科技创新整体实力位居世界前列，健康服务质量和水平明显提高。

——健康产业规模显著扩大。建立起体系完整、结构优化的健康产业体系，形成一批具有较强创新能力和国际竞争力的大型企业，成为国民经济支柱性产业。

——促进健康的制度体系更加完善。有利于健康的政策法律法规体系进一步健全，健康领域治理体系和治理能力基本实现现代化。

健康中国建设主要指标

领域：健康水平　指标：人均预期寿命（岁）　2015 年：76.34　2020 年：77.3　2030 年：79.0

领域：健康水平　指标：婴儿死亡率（‰）　2015 年：8.1　2020 年：7.5　2030 年：5.0

领域：健康水平　指标：5 岁以下儿童死亡率（‰）　2015 年：10.7　2020 年：9.5　2030 年：6.0

领域：健康水平　指标：孕产妇死亡率（1/10 万）　2015 年：20.1　2020 年：18.0　2030 年：12.0

领域：健康水平　　指标：城乡居民达到《国民体质测定标准》合格以上的人数比例（％）　　2015年：89.6（2014年）　2020年：90.6　2030年：92.2

领域：健康生活　　指标：居民健康素养水平（％）　　2015年：10　2020年：20　2030年：30

领域：健康生活　　指标：经常参加体育锻炼人数（亿人）2015年：3.6（2014年）　2020年：4.35　2030年：5.3

领域：健康服务与保障　　指标：重大慢性病过早死亡率（％）　2015年：19.1（2013年）　　2020年：比2015年降低10%　2030年：比2015年降低30%

领域：健康服务与保障　　指标：每千常住人口执业（助理）医师数（人）　2015年：2.2　2020年：2.5　2030年：3.0

领域：健康服务与保障　　指标：个人卫生支出占卫生总费用的比重（％）　2015年：29.3　2020年：28左右　2030年：25左右

领域：健康环境　　指标：地级及以上城市空气质量优良天数比率（％）　2015年：76.7　2020年：＞80　2030年：持续改善

领域：健康环境　　指标：地表水质量达到或好于Ⅲ类水体比例（％）　2015年：66　2020年：＞70　2030年：持续改善

领域：健康产业　　指标：健康服务业总规模（万亿元）2015年：－　2020年：＞8　2030年：16

第二篇　普及健康生活

第四章　加强健康教育

第一节　提高全民健康素养

推进全民健康生活方式行动,强化家庭和高危个体健康生活方式指导及干预,开展健康体重、健康口腔、健康骨骼等专项行动,到2030年基本实现以县(市、区)为单位全覆盖。开发推广促进健康生活的适宜技术和用品。建立健康知识和技能核心信息发布制度,健全覆盖全国的健康素养和生活方式监测体系。建立健全健康促进与教育体系,提高健康教育服务能力,从小抓起,普及健康科学知识。加强精神文明建设,发展健康文化,移风易俗,培育良好的生活习惯。各级各类媒体加大健康科学知识宣传力度,积极建设和规范各类广播电视等健康栏目,利用新媒体拓展健康教育。

第二节　加大学校健康教育力度

将健康教育纳入国民教育体系,把健康教育作为所有教育阶段素质教育的重要内容。以中小学为重点,建立学校健康教育推进机制。构建相关学科教学与教育活动相结合、课堂教育与课外实践相结合、经常性宣传教育与集中式宣传教育相结合的健康教育模式。培养健康教育师资,将健康教育纳入体育教师职前教育和职后培训内容。

第五章　塑造自主自律的健康行为

第一节　引导合理膳食

制定实施国民营养计划，深入开展食物（农产品、食品）营养功能评价研究，全面普及膳食营养知识，发布适合不同人群特点的膳食指南，引导居民形成科学的膳食习惯，推进健康饮食文化建设。建立健全居民营养监测制度，对重点区域、重点人群实施营养干预，重点解决微量营养素缺乏、部分人群油脂等高热能食物摄入过多等问题，逐步解决居民营养不足与过剩并存问题。实施临床营养干预。加强对学校、幼儿园、养老机构等营养健康工作的指导。开展示范健康食堂和健康餐厅建设。到2030年，居民营养知识素养明显提高，营养缺乏疾病发生率显著下降，全国人均每日食盐摄入量降低20%，超重、肥胖人口增长速度明显放缓。

第二节　开展控烟限酒

全面推进控烟履约，加大控烟力度，运用价格、税收、法律等手段提高控烟成效。深入开展控烟宣传教育。积极推进无烟环境建设，强化公共场所控烟监督执法。推进公共场所禁烟工作，逐步实现室内公共场所全面禁烟。领导干部要带头在公共场所禁烟，把党政机关建成无烟机关。强化戒烟服务。到2030年，15岁以上人群吸烟率降低到20%。加强限酒健康教育，控制酒精过度使用，减少酗酒。加强有害使用酒精监测。

第三节　促进心理健康

加强心理健康服务体系建设和规范化管理。加大全民心理健康科普宣传力度，提升心理健康素养。加强对抑郁症、焦虑症等常见精神障碍和心理行为问题的干预，加大对重点人群心理问题早期发现和及时干预力度。加强严重精神障碍患者报告登记和救治救助管理。全面推进精神障碍社区康复服务。提高突发事件心理危机的干预能力和水平。到 2030 年，常见精神障碍防治和心理行为问题识别干预水平显著提高。

第四节　减少不安全性行为和毒品危害

强化社会综合治理，以青少年、育龄妇女及流动人群为重点，开展性道德、性健康和性安全宣传教育和干预，加强对性传播高危行为人群的综合干预，减少意外妊娠和性相关疾病传播。大力普及有关毒品危害、应对措施和治疗途径等知识。加强全国戒毒医疗服务体系建设，早发现、早治疗成瘾者。加强戒毒药物维持治疗与社区戒毒、强制隔离戒毒和社区康复的衔接。建立集生理脱毒、心理康复、就业扶持、回归社会于一体的戒毒康复模式，最大限度减少毒品社会危害。

第六章　提高全民身体素质

第一节　完善全民健身公共服务体系

统筹建设全民健身公共设施，加强健身步道、骑行道、全民健身中心、体育公园、社区多功能运动场等场地设施建设。到2030 年，基本建成县乡村三级公共体育设施网络，人均体育场地面积不低于2.3平方米，在城镇社区实现15分钟健身圈全覆盖。推行公共体育设施免费或低收费开放，确保公共体育场地设施和符合开放条件的企事业单位体育场地设施全部向社会开放。加强全民健身组织网络建设，扶持和引导基层体育社会组织发展。

第二节　广泛开展全民健身运动

继续制定实施全民健身计划，普及科学健身知识和健身方法，推动全民健身生活化。组织社会体育指导员广泛开展全民健身指导服务。实施国家体育锻炼标准，发展群众健身休闲活动，丰富和完善全民健身体系。大力发展群众喜闻乐见的运动项目，鼓励开发适合不同人群、不同地域特点的特色运动项目，扶持推广太极拳、健身气功等民族民俗民间传统运动项目。

第三节　加强体医融合和非医疗健康干预

发布体育健身活动指南，建立完善针对不同人群、不同环境、不同身体状况的运动处方库，推动形成体医结合的疾病管理与健康服务模式，发挥全民科学健身在健康促进、慢性病预防和康复等方面的积极作用。加强全民健身科技创新平台和科学健身指导服务站点建设。开展国民体质测试，完善体质健康监测体系，开发应用国民体质健康监测大数据，开展运动风险评估。

第四节　促进重点人群体育活动

制定实施青少年、妇女、老年人、职业群体及残疾人等特殊群体的体质健康干预计划。实施青少年体育活动促进计划，培育青少年体育爱好，基本实现青少年熟练掌握 1 项以上体育运动技能，确保学生校内每天体育活动时间不少于 1 小时。到 2030 年，学校体育场地设施与器材配置达标率达到 100%，青少年学生每周参与体育活动达到中等强度 3 次以上，国家学生体质健康标准达标优秀率 25% 以上。加强科学指导，促进妇女、老年人和职业群体积极参与全民健身。实行工间健身制度，鼓励和支持新建工作场所建设适当的健身活动场地。推动残疾人康复体育和健身体育广泛开展。

第三篇 优化健康服务

第七章 强化覆盖全民的公共卫生服务

第一节 防治重大疾病

实施慢性病综合防控战略，加强国家慢性病综合防控示范区建设。强化慢性病筛查和早期发现，针对高发地区重点癌症开展早诊早治工作，推动癌症、脑卒中、冠心病等慢性病的机会性筛查。基本实现高血压、糖尿病患者管理干预全覆盖，逐步将符合条件的癌症、脑卒中等重大慢性病早诊早治适宜技术纳入诊疗常规。加强学生近视、肥胖等常见病防治。到 2030 年，实现全人群、全生命周期的慢性病健康管理，总体癌症 5 年生存率提高 15%。加强口腔卫生，12 岁儿童患龋率控制在 25% 以内。

加强重大传染病防控。完善传染病监测预警机制。继续实施扩大国家免疫规划，适龄儿童国家免疫规划疫苗接种率维持在较高水平，建立预防接种异常反应补偿保险机制。加强艾滋病检测、抗病毒治疗和随访管理，全面落实临床用血核酸检测和预防艾滋病母婴传播，疫情保持在低流行水平。建立结核病防治综合服务模式，加强耐多药肺结核筛查和监测，规范肺结核诊疗管理，全国肺结核疫情持续下降。有效应对流感、手足口病、登革热、麻疹等重点传染病疫情。继续坚持以传染源控制为主的血吸虫病综合防治策略，全国所有流行县达到消除血吸虫病标准。继续巩固全国消除疟疾成果。全国所有流行县基本控制包虫病等重点寄生虫病流行。保持控制和消除重点地方病，地方病不再成为危害人民健康的重点问题。加强突发急性传染病防治，积极防范输入性突发急性传染病，加强鼠疫等传统烈性传染病防控。强化重大动物源性传染病的源头治理。

第二节　完善计划生育服务管理

健全人口与发展的综合决策体制机制，完善有利于人口均衡发展的政策体系。改革计划生育服务管理方式，更加注重服务家庭，构建以生育支持、幼儿养育、青少年发展、老人赡养、病残照料为主题的家庭发展政策框架，引导群众负责任、有计划地生育。完善国家计划生育技术服务政策，加大再生育计划生育技术服务保障力度。全面推行知情选择，普及避孕节育和生殖健康知识。完善计划生育家庭奖励扶助制度和特别扶助制度，实行奖励扶助金标准动态调整。坚持和完善计划生育目标管理责任制，完善宣传倡导、依法管理、优质服务、政策推动、综合治理的计划生育长效工作机制。建立健全出生人口监测工作机制。继续开展出生人口性别比治理。到 2030 年，全国出生人口性别比实现自然平衡。

第三节　推进基本公共卫生服务均等化

继续实施完善国家基本公共卫生服务项目和重大公共卫生服务项目，加强疾病经济负担研究，适时调整项目经费标准，不断丰富和拓展服务内容，提高服务质量，使城乡居民享有均等化的基本公共卫生服务，做好流动人口基本公共卫生计生服务均等化工作。

第八章　提供优质高效的医疗服务

第一节　完善医疗卫生服务体系

全面建成体系完整、分工明确、功能互补、密切协作、运行高效的整合型医疗卫生服务体系。县和市域内基本医疗卫生资源按常住人口和服务半径合理布局，实现人人享有均等化的基本医疗卫生服务；省级及以上分区域统筹配置，整合推进区域医疗资源共享，基本实现优质医疗卫生资源配置均衡化，省域内人人享有均质化的危急重症、疑难病症诊疗和专科医疗服务；依托现有机构，建设一批引领国内、具有全球影响力的国家级医学中心，建设一批区域医学中心和国家临床重点专科群，推进京津冀、长江经济带等区域医疗卫生协同发展，带动医疗服务区域发展和整体水平提升。加强康复、老年病、长期护理、慢性病管理、安宁疗护等接续性医疗机构建设。实施健康扶贫工程，加大对中西部贫困地区医疗卫生机构建设支持力度，提升服务能力，保障贫困人口健康。到2030年，15分钟基本医疗卫生服务圈基本形成，每千常住人口注册护士数达到4.7人。

第二节 创新医疗卫生服务供给模式

建立专业公共卫生机构、综合和专科医院、基层医疗卫生机构"三位一体"的重大疾病防控机制，建立信息共享、互联互通机制，推进慢性病防、治、管整体融合发展，实现医防结合。建立不同层级、不同类别、不同举办主体医疗卫生机构间目标明确、权责清晰的分工协作机制，不断完善服务网络、运行机制和激励机制，基层普遍具备居民健康守门人的能力。完善家庭医生签约服务，全面建立成熟完善的分级诊疗制度，形成基层首诊、双向转诊、上下联动、急慢分治的合理就医秩序，健全治疗—康复—长期护理服务链。引导三级公立医院逐步减少普通门诊，重点发展危急重症、疑难病症诊疗。完善医疗联合体、医院集团等多种分工协作模式，提高服务体系整体绩效。加快医疗卫生领域军民融合，积极发挥军队医疗卫生机构作用，更好为人民服务。

第三节 提升医疗服务水平和质量

建立与国际接轨、体现中国特色的医疗质量管理与控制体系，基本健全覆盖主要专业的国家、省、市三级医疗质量控制组织，推出一批国际化标准规范。建设医疗质量管理与控制信息化平台，实现全行业全方位精准、实时管理与控制，持续改进医疗质量和医疗安全，提升医疗服务同质化程度，再住院率、抗菌药物使用率等主要医疗服务质量指标达到或接近世界先进水平。全面实施临床路径管理，规范诊疗行为，优化诊疗流程，增强患者就医获得感。推进合理用药，保障临床用血安全，基本实现医疗机构检查、检验结果互认。加强医疗服务人文关怀，构建和谐医患关系。依法严厉打击涉医违法犯罪行为特别是伤害医务人员的暴力犯罪行为，保护医务人员安全。

第九章　充分发挥中医药独特优势

第一节　提高中医药服务能力

实施中医临床优势培育工程，强化中医药防治优势病种研究，加强中西医结合，提高重大疑难病、危急重症临床疗效。大力发展中医非药物疗法，使其在常见病、多发病和慢性病防治中发挥独特作用。发展中医特色康复服务。健全覆盖城乡的中医医疗保健服务体系。在乡镇卫生院和社区卫生服务中心建立中医馆、国医堂等中医综合服务区，推广适宜技术，所有基层医疗卫生机构都能够提供中医药服务。促进民族医药发展。到 2030 年，中医药在治未病中的主导作用、在重大疾病治疗中的协同作用、在疾病康复中的核心作用得到充分发挥。

第二节　发展中医养生保健治未病服务

实施中医治未病健康工程，将中医药优势与健康管理结合，探索融健康文化、健康管理、健康保险为一体的中医健康保障模式。鼓励社会力量举办规范的中医养生保健机构，加快养生保健服务发展。拓展中医医院服务领域，为群众提供中医健康咨询评估、干预调理、随访管理等治未病服务。鼓励中医医疗机构、中医医师为中医养生保健机构提供保健咨询和调理等技术支持。开展中医中药中国行活动，大力传播中医药知识和易于掌握的养生保健技术方法，加强中医药非物质文化遗产的保护和传承运用，实现中医药健康养生文化创造性转化、创新性发展。

第三节　推进中医药继承创新

实施中医药传承创新工程，重视中医药经典医籍研读及挖掘，全面系统继承历代各家学术理论、流派及学说，不断弘扬当代名老中医药专家学术思想和临床诊疗经验，挖掘民间诊疗技术和方药，推进中医药文化传承与发展。建立中医药传统知识保护制度，制定传统知识保护名录。融合现代科技成果，挖掘中药方剂，加强重大疑难疾病、慢性病等中医药防治技术和新药研发，不断推动中医药理论与实践发展。发展中医药健康服务，加快打造全产业链服务的跨国公司和国际知名的中国品牌，推动中医药走向世界。保护重要中药资源和生物多样性，开展中药资源普查及动态监测。建立大宗、道地和濒危药材种苗繁育基地，提供中药材市场动态监测信息，促进中药材种植业绿色发展。

第十章　加强重点人群健康服务

第一节　提高妇幼健康水平

实施母婴安全计划，倡导优生优育，继续实施住院分娩补助制度，向孕产妇免费提供生育全过程的基本医疗保健服务。加强出生缺陷综合防治，构建覆盖城乡居民，涵盖孕前、孕期、新生儿各阶段的出生缺陷防治体系。实施健康儿童计划，加强儿童早期发展，加强儿科建设，加大儿童重点疾病防治力度，扩大新生儿疾病筛查，继续开展重点地区儿童营养改善等项目。提高妇女常见病筛查率和早诊早治率。实施妇幼健康和计划生育服务保障工程，提升孕产妇和新生儿危急重症救治能力。

第二节　促进健康老龄化

推进老年医疗卫生服务体系建设，推动医疗卫生服务延伸至社区、家庭。健全医疗卫生机构与养老机构合作机制，支持养老机构开展医疗服务。推进中医药与养老融合发展，推动医养结合，为老年人提供治疗期住院、康复期护理、稳定期生活照料、安宁疗护一体化的健康和养老服务，促进慢性病全程防治管理服务同居家、社区、机构养老紧密结合。鼓励社会力量兴办医养结合机构。加强老年常见病、慢性病的健康指导和综合干预，强化老年人健康管理。推动开展老年心理健康与关怀服务，加强老年痴呆症等的有效干预。推动居家老人长期照护服务发展，全面建立经济困难的高龄、失能老人补贴制度，建立多层次长期护理保障制度。进一步完善政策，使老年人更便捷获得基本药物。

第三节　维护残疾人健康

制定实施残疾预防和残疾人康复条例。加大符合条件的低收入残疾人医疗救助力度，将符合条件的残疾人医疗康复项目按规定纳入基本医疗保险支付范围。建立残疾儿童康复救助制度，有条件的地方对残疾人基本型辅助器具给予补贴。将残疾人康复纳入基本公共服务，实施精准康复，为城乡贫困残疾人、重度残疾人提供基本康复服务。完善医疗机构无障碍设施，改善残疾人医疗服务。进一步完善康复服务体系，加强残疾人康复和托养设施建设，建立医疗机构与残疾人专业康复机构双向转诊机制，推动基层医疗卫生机构优先为残疾人提供基本医疗、公共卫生和健康管理等签约服务。制定实施国家残疾预防行动计划，增强全社会残疾预防意识，开展全人群、全生命周期残疾预防，有效控制残疾的发生和发展。加强对致残疾病及其他致残因素的防控。推动国家残疾预防综合试验区试点工作。继续开展防盲治盲和防聋治聋工作。

第四篇　完善健康保障

第十一章　健全医疗保障体系

第一节　完善全民医保体系

健全以基本医疗保障为主体、其他多种形式补充保险和商业健康保险为补充的多层次医疗保障体系。整合城乡居民基本医保制度和经办管理。健全基本医疗保险稳定可持续筹资和待遇水平调整机制，实现基金中长期精算平衡。完善医保缴费参保政策，均衡单位和个人缴费负担，合理确定政府与个人分担比例。改进职工医保个人账户，开展门诊统筹。进一步健全重特大疾病医疗保障机制，加强基本医保、城乡居民大病保险、商业健康保险与医疗救助等的有效衔接。到2030年，全民医保体系成熟定型。

第二节　健全医保管理服务体系

严格落实医疗保险基金预算管理。全面推进医保支付方式改革，积极推进按病种付费、按人头付费，积极探索按疾病诊断相关分组付费（DRGs）、按服务绩效付费，形成总额预算管理下的复合式付费方式，健全医保经办机构与医疗机构的谈判协商与风险分担机制。加快推进基本医保异地就医结算，实现跨省异地安置退休人员住院医疗费用直接结算和符合转诊规定的异地就医住院费用直接结算。全面实现医保智能监控，将医保对医疗机构的监管延伸到医务人员。逐步引入社会力量参与医保经办。加强医疗保险基础标准建设和应用。到 2030 年，全民医保管理服务体系完善高效。

第三节　积极发展商业健康保险

落实税收等优惠政策，鼓励企业、个人参加商业健康保险及多种形式的补充保险。丰富健康保险产品，鼓励开发与健康管理服务相关的健康保险产品。促进商业保险公司与医疗、体检、护理等机构合作，发展健康管理组织等新型组织形式。到 2030 年，现代商业健康保险服务业进一步发展，商业健康保险赔付支出占卫生总费用比重显著提高。

第十二章　完善药品供应保障体系

第一节　深化药品、医疗器械流通体制改革

推进药品、医疗器械流通企业向供应链上下游延伸开展服务，形成现代流通新体系。规范医药电子商务，丰富药品流通渠

道和发展模式。推广应用现代物流管理与技术，健全中药材现代流通网络与追溯体系。落实医疗机构药品、耗材采购主体地位，鼓励联合采购。完善国家药品价格谈判机制。建立药品出厂价格信息可追溯机制。强化短缺药品供应保障和预警，完善药品储备制度和应急供应机制。建设遍及城乡的现代医药流通网络，提高基层和边远地区药品供应保障能力。

第二节　完善国家药物政策

巩固完善国家基本药物制度，推进特殊人群基本药物保障。完善现有免费治疗药品政策，增加艾滋病防治等特殊药物免费供给。保障儿童用药。完善罕见病用药保障政策。建立以基本药物为重点的临床综合评价体系。按照政府调控和市场调节相结合的原则，完善药品价格形成机制。强化价格、医保、采购等政策的衔接，坚持分类管理，加强对市场竞争不充分药品和高值医用耗材的价格监管，建立药品价格信息监测和信息公开制度，制定完善医保药品支付标准政策。

第五篇　建设健康环境

第十三章　深入开展爱国卫生运动

第一节　加强城乡环境卫生综合整治

持续推进城乡环境卫生整洁行动，完善城乡环境卫生基础设施和长效机制，统筹治理城乡环境卫生问题。加大农村人居环境治理力度，全面加强农村垃圾治理，实施农村生活污水治理工程，大力推广清洁能源。到 2030 年，努力把我国农村建设成为人居环境干净整洁、适合居民生活养老的美丽家园，实现人与自然和谐发展。实施农村饮水安全巩固提升工程，推动城镇供水设施向农村延伸，进一步提高农村集中供水率、自来水普及率、水质达标率和供水保证率，全面建立从源头到龙头的农村饮水安全保障体系。加快无害化卫生厕所建设，力争到 2030 年，全国农村居民基本都能用上无害化卫生厕所。实施以环境治理为主的病媒生物综合预防控制策略。深入推进国家卫生城镇创建，力争到 2030 年，国家卫生城市数量提高到全国城市总数的 50%，有条件的省（自治区、直辖市）实现全覆盖。

第二节　建设健康城市和健康村镇

把健康城市和健康村镇建设作为推进健康中国建设的重要抓手，保障与健康相关的公共设施用地需求，完善相关公共设施体系、布局和标准，把健康融入城乡规划、建设、治理的全过程，促进城市与人民健康协调发展。针对当地居民主要健康问题，编制实施健康城市、健康村镇发展规划。广泛开展健康社区、健康村镇、健康单位、健康家庭等建设，提高社会参与度。重点加强健康学校建设，加强学生健康危害因素监测与评价，完善学校食品安全管理、传染病防控等相关政策。加强健康城市、健康村镇建设监测与评价。到 2030 年，建成一批健康城市、健康村镇建设的示范市和示范村镇。

第十四章　加强影响健康的环境问题治理

第一节　深入开展大气、水、土壤等污染防治

以提高环境质量为核心，推进联防联控和流域共治，实行环境质量目标考核，实施最严格的环境保护制度，切实解决影响广大人民群众健康的突出环境问题。深入推进产业园区、新城、新区等开发建设规划环评，严格建设项目环评审批，强化源头预防。深化区域大气污染联防联控，建立常态化区域协作机制。完善重度及以上污染天气的区域联合预警机制。全面实施城市空气质量达标管理，促进全国城市环境空气质量明显改善。推进饮用水水源地安全达标建设。强化地下水管理和保护，推进地下水超采区治理与污染综合防治。开展国家土壤环境质量监测网络建设，建立建设用地土壤环境质量调查评估制度，开展土壤污染治理与修复。以耕地为重点，实施农用地分类管理。全面加强农业面源污染防治，有效保护生态系统和遗传多样性。加强噪声污染防控。

第二节　实施工业污染源全面达标排放计划

全面实施工业污染源排污许可管理，推动企业开展自行监测和信息公开，建立排污台账，实现持证按证排污。加快淘汰高污染、高环境风险的工艺、设备与产品。开展工业集聚区污染专项治理。以钢铁、水泥、石化等行业为重点，推进行业达标排放改造。

第三节　建立健全环境与健康监测、调查和风险评估制度

逐步建立健全环境与健康管理制度。开展重点区域、流域、行业环境与健康调查，建立覆盖污染源监测、环境质量监测、人群暴露监测和健康效应监测的环境与健康综合监测网络及风险评估体系。实施环境与健康风险管理。划定环境健康高风险区域，开展环境污染对人群健康影响的评价，探索建立高风险区域重点项目健康风险评估制度。建立环境健康风险沟通机制。建立统一的环境信息公开平台，全面推进环境信息公开。推进县级及以上城市空气质量监测和信息发布。

第十五章　保障食品药品安全

第一节　加强食品安全监管

完善食品安全标准体系，实现食品安全标准与国际标准基本接轨。加强食品安全风险监测评估，到 2030 年，食品安全风险监测与食源性疾病报告网络实现全覆盖。全面推行标准化、清洁化农业生产，深入开展农产品质量安全风险评估，推进农兽药残留、重金属污染综合治理，实施兽药抗菌药治理行动。加强对食品原产地指导监管，完善农产品市场准入制度。建立食用农产品全程追溯协作机制，完善统一权威的食品安全监管体制，建立职业化检查员队伍，加强检验检测能力建设，强化日常监督检查，扩大产品抽检覆盖面。加强互联网食品经营治理。加强进口食品准入管理，加大对境外源头食品安全体系检查力度，有序开展进口食品指定口岸建设。推动地方政府建设出口食品农产品质量安

全示范区。推进食品安全信用体系建设，完善食品安全信息公开制度。健全从源头到消费全过程的监管格局，严守从农田到餐桌的每一道防线，让人民群众吃得安全、吃得放心。

第二节　强化药品安全监管

深化药品（医疗器械）审评审批制度改革，研究建立以临床疗效为导向的审批制度，提高药品（医疗器械）审批标准。加快创新药（医疗器械）和临床急需新药（医疗器械）的审评审批，推进仿制药质量和疗效一致性评价。完善国家药品标准体系，实施医疗器械标准提高计划，积极推进中药（材）标准国际化进程。全面加强药品监管，形成全品种、全过程的监管链条。加强医疗器械和化妆品监管。

第十六章　完善公共安全体系

第一节　强化安全生产和职业健康

加强安全生产，加快构建风险等级管控、隐患排查治理两条防线，切实降低重特大事故发生频次和危害后果。强化行业自律和监督管理职责，推动企业落实主体责任，推进职业病危害源头治理，强化矿山、危险化学品等重点行业领域安全生产监管。开展职业病危害基本情况普查，健全有针对性的健康干预措施。进一步完善职业安全卫生标准体系，建立完善重点职业病监测与职业病危害因素监测、报告和管理网络，遏制尘肺病和职业中毒高发势头。建立分级分类监管机制，对职业病危害高风险企业实施重点监管。开展重点行业领域职业病危害专项治理。强化职业病报告制度，开展用人单位职业健康促进工作，预防和控制工伤事故及职业病发生。加强全国个人辐射剂量管理和放射诊疗辐射防护。

第二节　促进道路交通安全

加强道路交通安全设施设计、规划和建设，组织实施公路安全生命防护工程，治理公路安全隐患。严格道路运输安全管理，提升企业安全自律意识，落实运输企业安全生产主体责任。强化安全运行监管能力和安全生产基础支撑。进一步加强道路交通安全治理，提高车辆安全技术标准，提高机动车驾驶人和交通参与者综合素质。到 2030 年，力争实现道路交通万车死亡率下降 30%。

第三节　预防和减少伤害

建立伤害综合监测体系，开发重点伤害干预技术指南和标准。加强儿童和老年人伤害预防和干预，减少儿童交通伤害、溺水和老年人意外跌落，提高儿童玩具和用品安全标准。预防和减少自杀、意外中毒。建立消费品质量安全事故强制报告制度，建立产品伤害监测体系，强化重点领域质量安全监管，减少消费品安全伤害。

第四节　提高突发事件应急能力

加强全民安全意识教育。建立健全城乡公共消防设施建设和维护管理责任机制，到 2030 年，城乡公共消防设施基本实现全覆盖。提高防灾减灾和应急能力。完善突发事件卫生应急体系，提高早期预防、及时发现、快速反应和有效处置能力。建立包括军队医疗卫生机构在内的海陆空立体化的紧急医学救援体系，提升突发事件紧急医学救援能力。到 2030 年，建立起覆盖全国、较为完善的紧急医学救援网络，突发事件卫生应急处置能力和紧急医学救援能力达到发达国家水平。进一步健全医疗急救体系，提高救治效率。到 2030 年，力争将道路交通事故死伤比基本降低到中等发达国家水平。

第五节　健全口岸公共卫生体系

建立全球传染病疫情信息智能监测预警、口岸精准检疫的口岸传染病预防控制体系和种类齐全的现代口岸核生化有害因子防控体系，建立基于源头防控、境内外联防联控的口岸突发公共卫生事件应对机制，健全口岸病媒生物及各类重大传染病监测控制机制，主动预防、控制和应对境外突发公共卫生事件。持续巩固和提升口岸核心能力，创建国际卫生机场（港口）。完善国际旅行与健康信息网络，提供及时有效的国际旅行健康指导，建成国际一流的国际旅行健康服务体系，保障出入境人员健康安全。

提高动植物疫情疫病防控能力，加强进境动植物检疫风险评估准入管理，强化外来动植物疫情疫病和有害生物查验截获、检测鉴定、除害处理、监测防控规范化建设，健全对购买和携带人员、单位的问责追究体系，防控国际动植物疫情疫病及有害生物跨境传播。健全国门生物安全查验机制，有效防范物种资源丧失和外来物种入侵。

第六篇　发展健康产业

第十七章　优化多元办医格局

进一步优化政策环境，优先支持社会力量举办非营利性医疗机构，推进和实现非营利性民营医院与公立医院同等待遇。鼓励医师利用业余时间、退休医师到基层医疗卫生机构执业或开设工作室。个体诊所设置不受规划布局限制。破除社会力量进入医疗领域的不合理限制和隐性壁垒。逐步扩大外资兴办医疗机构的范围。加大政府购买服务的力度，支持保险业投资、设立医疗机构，推动非公立医疗机构向高水平、规模化方向发展，鼓励发展专业性医院管理集团。加强政府监管、行业自律与社会监督，促进非公立医疗机构规范发展。

第十八章　发展健康服务新业态

积极促进健康与养老、旅游、互联网、健身休闲、食品融合，催生健康新产业、新业态、新模式。发展基于互联网的健康服务，鼓励发展健康体检、咨询等健康服务，促进个性化健康管理服务发展，培育一批有特色的健康管理服务产业，探索推进可穿戴设备、智能健康电子产品和健康医疗移动应用服务等发展。规范发展母婴照料服务。培育健康文化产业和体育医疗康复产业。制定健康医疗旅游行业标准、规范，打造具有国际竞争力的健康医疗旅游目的地。大力发展中医药健康旅游。打造一批知名品牌和良性循环的健康服务产业集群，扶持一大批中小微企业配套发展。

引导发展专业的医学检验中心、医疗影像中心、病理诊断中心和血液透析中心等。支持发展第三方医疗服务评价、健康管理服务评价，以及健康市场调查和咨询服务。鼓励社会力量提供食品药品检测服务。完善科技中介体系，大力发展专业化、市场化医药科技成果转化服务。

第十九章　积极发展健身休闲运动产业

进一步优化市场环境，培育多元主体，引导社会力量参与健身休闲设施建设运营。推动体育项目协会改革和体育场馆资源所有权、经营权分离改革，加快开放体育资源，创新健身休闲运动项目推广普及方式，进一步健全政府购买体育公共服务的体制机制，打造健身休闲综合服务体。鼓励发展多种形式的体育健身俱乐部，丰富业余体育赛事，积极培育冰雪、山地、水上、汽摩、航空、极限、马术等具有消费引领特征的时尚休闲运动项目，打造具有区域特色的健身休闲示范区、健身休闲产业带。

第二十章　促进医药产业发展

第一节　加强医药技术创新

完善政产学研用协同创新体系，推动医药创新和转型升级。加强专利药、中药新药、新型制剂、高端医疗器械等创新能力建设，推动治疗重大疾病的专利到期药物实现仿制上市。大力发展生物药、化学药新品种、优质中药、高性能医疗器械、新型辅料包材和制药设备，推动重大药物产业化，加快医疗器械转型升级，提高具有自主知识产权的医学诊疗设备、医用材料的国际竞争力。加快发展康复辅助器具产业，增强自主创新能力。健全质量标准体系，提升质量控制技术，实施绿色和智能改造升级，到2030 年，药品、医疗器械质量标准全面与国际接轨。

第二节　提升产业发展水平

发展专业医药园区，支持组建产业联盟或联合体，构建创新驱动、绿色低碳、智能高效的先进制造体系，提高产业集中度，增强中高端产品供给能力。大力发展医疗健康服务贸易，推动医药企业走出去和国际产业合作，提高国际竞争力。到 2030 年，具有自主知识产权新药和诊疗装备国际市场份额大幅提高，高端医疗设备市场国产化率大幅提高，实现医药工业中高速发展和向中高端迈进，跨入世界制药强国行列。推进医药流通行业转型升级，减少流通环节，提高流通市场集中度，形成一批跨国大型药品流通企业。

第七篇　健全支撑与保障

第二十一章　深化体制机制改革

第一节　把健康融入所有政策

加强各部门各行业的沟通协作，形成促进健康的合力。全面建立健康影响评价评估制度，系统评估各项经济社会发展规划和政策、重大工程项目对健康的影响，健全监督机制。畅通公众参与渠道，加强社会监督。

第二节　全面深化医药卫生体制改革

加快建立更加成熟定型的基本医疗卫生制度，维护公共医疗卫生的公益性，有效控制医药费用不合理增长，不断解决群众看病就医问题。推进政事分开、管办分开，理顺公立医疗卫生机构与政府的关系，建立现代公立医院管理制度。清晰划分中央和地方以及地方各级政府医药卫生管理事权，实施属地化和全行业管理。推进军队医院参加城市公立医院改革、纳入国家分级诊疗体系工作。健全卫生计生全行业综合监管体系。

第三节　完善健康筹资机制

健全政府健康领域相关投入机制，调整优化财政支出结构，加大健康领域投入力度，科学合理界定中央政府和地方政府支出责任，履行政府保障基本健康服务需求的责任。中央财政在安排相关转移支付时对经济欠发达地区予以倾斜，提高资金使用效益。建立结果导向的健康投入机制，开展健康投入绩效监测和评价。充分调动社会组织、企业等的积极性，形成多元筹资格局。鼓励金融等机构创新产品和服务，完善扶持措施。大力发展慈善事业，鼓励社会和个人捐赠与互助。

第四节　加快转变政府职能

进一步推进健康相关领域简政放权、放管结合、优化服务。继续深化药品、医疗机构等审批改革，规范医疗机构设置审批行为。推进健康相关部门依法行政，推进政务公开和信息公开。加强卫生计生、体育、食品药品等健康领域监管创新，加快构建事中和事后监管体系，全面推开"双随机、一公开"机制建设。推进综合监管，加强行业自律和诚信建设，鼓励行业协会商会发展，充分发挥社会力量在监管中的作用，促进公平竞争，推动健康相关行业科学发展，简化健康领域公共服务流程，优化政府服务，提高服务效率。

第二十二章 加强健康人力资源建设

第一节 加强健康人才培养培训

加强医教协同，建立完善医学人才培养供需平衡机制。改革医学教育制度，加快建成适应行业特点的院校教育、毕业后教育、继续教育三阶段有机衔接的医学人才培养培训体系。完善医学教育质量保障机制，建立与国际医学教育实质等效的医学专业认证制度。以全科医生为重点，加强基层人才队伍建设。完善住院医师与专科医师培养培训制度，建立公共卫生与临床医学复合型高层次人才培养机制。强化面向全员的继续医学教育制度。加大基层和偏远地区扶持力度。加强全科、儿科、产科、精神科、病理、护理、助产、康复、心理健康等急需紧缺专业人才培养培训。加强药师和中医药健康服务、卫生应急、卫生信息化复合人才队伍建设。加强高层次人才队伍建设，引进和培养一批具有国际领先水平的学科带头人。推进卫生管理人员专业化、职业化。调整优化适应健康服务产业发展的医学教育专业结构，加大养老护理员、康复治疗师、心理咨询师等健康人才培养培训力度。支持建立以国家健康医疗开放大学为基础、中国健康医疗教育慕课联盟为支撑的健康教育培训云平台，便捷医务人员终身教育。加强社会体育指导员队伍建设，到2030年，实现每千人拥有社会体育指导员2.3名。

第二节　创新人才使用评价激励机制

落实医疗卫生机构用人自主权，全面推行聘用制，形成能进能出的灵活用人机制。落实基层医务人员工资政策。创新医务人员使用、流动与服务提供模式，积极探索医师自由执业、医师个体与医疗机构签约服务或组建医生集团。建立符合医疗卫生行业特点的人事薪酬制度。对接国际通行模式，进一步优化和完善护理、助产、医疗辅助服务、医疗卫生技术等方面人员评价标准。创新人才评价机制，不将论文、外语、科研等作为基层卫生人才职称评审的硬性要求，健全符合全科医生岗位特点的人才评价机制。

第二十三章　推动健康科技创新

第一节　构建国家医学科技创新体系

大力加强国家临床医学研究中心和协同创新网络建设，进一步强化实验室、工程中心等科研基地能力建设，依托现有机构推进中医药临床研究基地和科研机构能力建设，完善医学研究科研基地布局。加强资源整合和数据交汇，统筹布局国家生物医学大数据、生物样本资源、实验动物资源等资源平台，建设心脑血管、肿瘤、老年病等临床医学数据示范中心。实施中国医学科学院医学与健康科技创新工程。加快生物医药和大健康产业基地建设，培育健康产业高新技术企业，打造一批医学研究和健康产业创新中心，促进医研企结合，推进医疗机构、科研院所、高等学校和企业等创新主体高效协同。加强医药成果转化推广平台建设，促进医学成果转化推广。建立更好的医学创新激励机制和以应用为导向的成果评价机制，进一步健全科研基地、生物安全、技术评估、医学研究标准与规范、医学伦理与科研诚信、知识产权等保障机制，加强科卫协同、军民融合、省部合作，有效提升基础前沿、关键共性、社会公益和战略高科技的研究水平。

第二节　推进医学科技进步

启动实施脑科学与类脑研究、健康保障等重大科技项目和重大工程，推进国家科技重大专项、国家重点研发计划重点专项等科技计划。发展组学技术、干细胞与再生医学、新型疫苗、生物治疗等医学前沿技术，加强慢病防控、精准医学、智慧医疗等关键技术突破，重点部署创新药物开发、医疗器械国产化、中医药现代化等任务，显著增强重大疾病防治和健康产业发展的科技支撑能力。力争到 2030 年，科技论文影响力和三方专利总量进入国际前列，进一步提高科技创新对医药工业增长贡献率和成果转化率。

第二十四章 建设健康信息化服务体系

第一节 完善人口健康信息服务体系建设

全面建成统一权威、互联互通的人口健康信息平台，规范和推动"互联网＋健康医疗"服务，创新互联网健康医疗服务模式，持续推进覆盖全生命周期的预防、治疗、康复和自主健康管理一体化的国民健康信息服务。实施健康中国云服务计划，全面建立远程医疗应用体系，发展智慧健康医疗便民惠民服务。建立人口健康信息化标准体系和安全保护机制。做好公民入伍前与退伍后个人电子健康档案军地之间接续共享。到2030年，实现国家省市县四级人口健康信息平台互通共享、规范应用，人人拥有规范化的电子健康档案和功能完备的健康卡，远程医疗覆盖省市县乡四级医疗卫生机构，全面实现人口健康信息规范管理和使用，满足个性化服务和精准化医疗的需求。

第二节 推进健康医疗大数据应用

加强健康医疗大数据应用体系建设，推进基于区域人口健康信息平台的医疗健康大数据开放共享、深度挖掘和广泛应用。消除数据壁垒，建立跨部门跨领域密切配合、统一归口的健康医疗数据共享机制，实现公共卫生、计划生育、医疗服务、医疗保障、药品供应、综合管理等应用信息系统数据采集、集成共享和业务协同。建立和完善全国健康医疗数据资源目录体系，全面深化健康医疗大数据在行业治理、临床和科研、公共卫生、教育培训等领域的应用，培育健康医疗大数据应用新业态。加强健康医疗大数据相关法规和标准体系建设,强化国家、区域人口健康信息工程技术能力,制定分级分类分域的数据应用政策规范,推进网络可信体系建设,注重内容安全、数据安全和技术安全,加强健康医疗数据安全保障和患者隐私保护。加强互联网健康服务监管。

第二十五章 加强健康法治建设

推动颁布并实施基本医疗卫生法、中医药法,修订实施药品管理法,加强重点领域法律法规的立法和修订工作,完善部门规章和地方政府规章,健全健康领域标准规范和指南体系。强化政府在医疗卫生、食品、药品、环境、体育等健康领域的监管职责,建立政府监管、行业自律和社会监督相结合的监督管理体制。加强健康领域监督执法体系和能力建设。

第二十六章 加强国际交流合作

实施中国全球卫生战略,全方位积极推进人口健康领域的国际合作。以双边合作机制为基础,创新合作模式,加强人文交流,促进我国和"一带一路"沿线国家卫生合作。加强南南合作,落实中非公共卫生合作计划,继续向发展中国家派遣医疗队员,重点加强包括妇幼保健在内的医疗援助,重点支持疾病预防控制体系建设。加强中医药国际交流与合作。充分利用国家高层战略对话机制,将卫生纳入大国外交议程。积极参与全球卫生治理,在相关国际标准、规范、指南等的研究、谈判与制定中发挥影响,提升健康领域国际影响力和制度性话语权。

第八篇　强化组织实施

第二十七章　加强组织领导

完善健康中国建设推进协调机制，统筹协调推进健康中国建设全局性工作，审议重大项目、重大政策、重大工程、重大问题和重要工作安排，加强战略谋划，指导部门、地方开展工作。

各地区各部门要将健康中国建设纳入重要议事日程，健全领导体制和工作机制，将健康中国建设列入经济社会发展规划，将主要健康指标纳入各级党委和政府考核指标，完善考核机制和问责制度，做好相关任务的实施落实工作。注重发挥工会、共青团、妇联、残联等群团组织以及其他社会组织的作用，充分发挥民主党派、工商联和无党派人士作用，最大限度凝聚全社会共识和力量。

第二十八章　营造良好社会氛围

大力宣传党和国家关于维护促进人民健康的重大战略思想和方针政策，宣传推进健康中国建设的重大意义、总体战略、目标任务和重大举措。加强正面宣传、舆论监督、科学引导和典型报道，增强社会对健康中国建设的普遍认知，形成全社会关心支持健康中国建设的良好社会氛围。

第二十九章　做好实施监测

制定实施五年规划等政策文件，对本规划纲要各项政策和措施进行细化完善，明确各个阶段所要实施的重大工程、重大项目和重大政策。建立常态化、经常化的督查考核机制，强化激励和问责。建立健全监测评价机制，制定规划纲要任务部门分工方案和监测评估方案，并对实施进度和效果进行年度监测和评估，适时对目标任务进行必要调整。充分尊重人民群众的首创精神，对各地在实施规划纲要中好的做法和有效经验，要及时总结，积极推广。

（原文转自中华人民共和国中央人民政府网）

编者说明

　　本书所收录专家文章，系专家立足各自领域进行研究，观点有所侧重，数据也不尽一致。读者在引用相关数据时，应以《"健康中国2030"规划纲要》为准，特此说明。